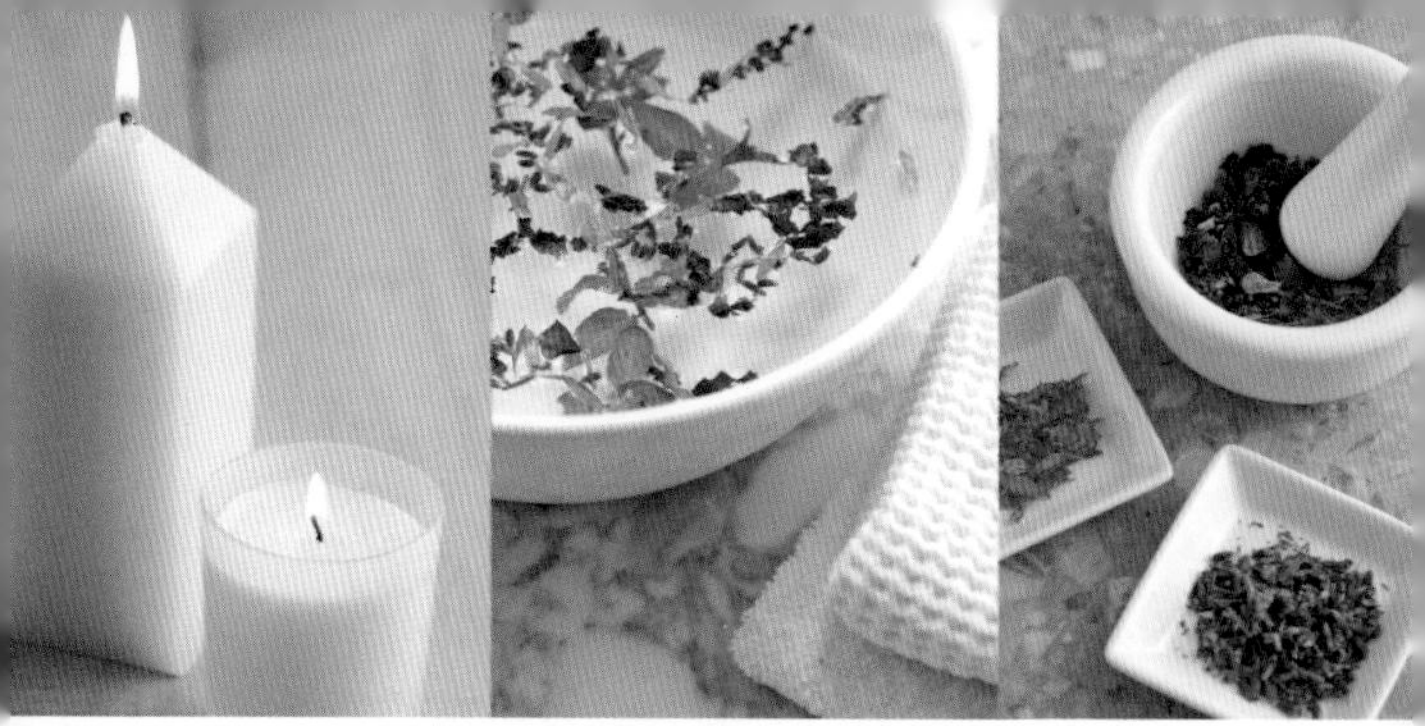

やさしくわかる

アーユルヴェーダの教科書

西川眞知子 著

マイナビ

今の自分に影響を与えている
エネルギーをチェック！

アーユルヴェーダでは、存在するすべてのものは自然の5つのエネルギーからできていると考えます。具体的には地、水、火、風、空《くう》で、五元素と呼ばれています。

この5つのエネルギーは、大自然の中だけに存在するのではありません。たとえば、晴れた日は「火」のエネルギーが強くなるように、私たちはどこで暮らしていても、これらの影響を受けています。

5つのエネルギーの変化に合わせて暮らすことを説くアーユルヴェーダ。体調や心の変化もこの5つのエネルギーの増減で考え、シンプルな暮らし方、また、生き方の智恵を教えてくれます。

まずは、4～5ページで紹介する項目から自分にあてはまるものを選んでチェックしてください。チェックが多かったエネルギーは、今のあなたに強い影響を与えています。なお、五元素のうち、「空」のエネルギーは、とらえどころのない少し難しい概念です。

各エネルギーについては、6ページから説明します。

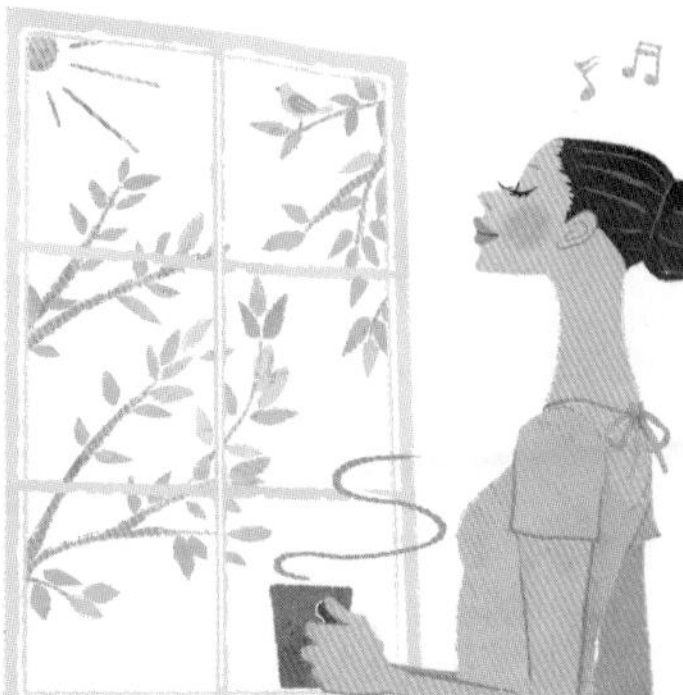

自然のエネルギーは心と体に影響します！
アーユルヴェーダ的エネルギーチェック
今のあなたに当てはまるものは……

地
我慢と落ち着きの人

- □ 現実を受け入れられない
- □ 引っ込みじあんになってしまう
- □ 頑固なほどこだわってしまう
- □ 体が重たい

詳しくは ▶6ページへ

水
優しさと感性の人

- □ つい誰かに頼りたい
- □ まわりの変化についていけない
- □ 楽しめない、楽しくない
- □ 体がむくむ

詳しくは ▶8ページへ

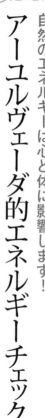

次のページから詳しく説明

火

情熱とやる気の人

□ 人を許せない、イライラする
□ つい意地悪になってしまう
□ 不平不満を言いやすい
□ 充血・炎症しやすい

詳しくは ▶10ページへ

風

発想力と自由な人

□ くよくよしてしまう
□ 優柔不断ぎみ
□ 不安、心配になりやすい
□ 肌が乾燥しやすい

詳しくは ▶12ページへ

地

「母のような安定した地のエネルギー」

安定していて、おだやかしっかり私たちを支えるもの

私たちが日ごろ生活する、建物を支えているもの。それは大地です。踏みつけられたり、コンクリートで覆われたりしても、常に支え、そこから育み、恵みを与え続けます。このように、私たちの基盤となって支えるエネルギーのことを「地」のエネルギーと呼びます。私たちの体では、骨格や筋肉が地のエネルギーです。

地の人のキーワード

「芯」、「愛」

芯をもち、相手を思いやり、慈しむ。落ち着いていてかけひきのない愛する心をもっているのが、地の人です。

地の人へのメッセージ

「あなたといると安心するの」

周囲はあなたと一緒にいることで、安らぎ、愛情を感じています。慈しみをもったあなたは、そのままで素敵です。

思考や行動が落ち着いている人、母なる大地のように安定した精神力をもつ人、また、穏やかな人は、この「地」のエネルギーを多くもっているといえます。愛をもって人と接することができ、思いやりや慈しみに満ちた人です。辛抱強く、忍耐力もあります。ただし、運動不足など地を増やす行動でこのエネルギーが増えすぎると、頑固になって凝り固まったり、動きが悪くなり引きこもったりすることも。

落ち着かない、自己中心的になってしまうなど、地のエネルギーが不足している場合は、自然の中で土に触れたり、また、土の中で育った根菜類を食べるなど、地のエネルギーをとり入れるといいでしょう。

地の人のコミュニケーション

- 聴き上手
- 自分の愛情は足りないのではないかと考える
- 嫌われているのかしら、と思いやすい

地のもつ要素

属性

安定、重さ、遅さ、硬い、密な、広大、甘い

環境・状態

おだやか、安定している、変化がない

体

骨格、筋肉、内臓系、がっちりしたもの

心・性格

集中できる、思いやりがある

食べもの

根菜類、大きく密なもの

生活・生き方

安定している、核がある、落ち着いている、風格がある

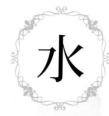

水

「潤い、流れるしなやかな水のエネルギー」

やわらかく、しなやか潤いを与えるもの

地球は70％が海。そのほか、湖や川など、私たちの生活に欠かすことができない水分と潤いを与えてくれるのが、「水」のエネルギーです。土にも、人の肌にも、水はあらゆるものに浸透し、しなやかになじんで形を変えることができます。また、常に上から下に流れる性質をもち、血液やリンパ液など、体液のすべてはこの水の

水の人のキーワード

「親」、「平和」

親しみをもって相手を敬い、どんな形にもすんなりなじむ水のごとく、争わず、平和を望むのが、水の人です。

水の人へのメッセージ

「いつも頼りにしているわ」

あなたがいると、その場所に穏やかな空気が生まれます。控えめなあなたですが、実はみんなの心の拠りどころなのです。

エネルギーの影響を受けています。

こだわり過ぎることがなく、いい意味で物事を水に流していける、順応性をもった人は、「水」のエネルギーの人。相手を敬うことができ、水が抵抗せずなじむように、平和を愛します。しかし、水のエネルギーが強くなりすぎると、気持ちがどんよりと沈んでしまったり、誰かに頼りすぎ、自立できなくなるでしょう。

頑固になる、人を信じられないなど水のエネルギーが不足している場合は、海や川など水辺に出かけたり、みずみずしい果物をとるなどして、水のエネルギーをとり入れるとバランスがとれます。

水の人のコミュニケーション

- 調和を大切にする
- イエスとノーがはっきりしない所がある
- 場を乱すようなことが嫌い

水のもつ要素

属性
ひんやり、湿っている、なめらか、どろどろした、塩辛い、重い

環境・状態
湿り気、じとっとしている

体
リンパ液、体液全般
潤わせる・むくませるもの

心・性格
感情的、涙もろい、浮き沈みが激しい

食べもの
果物や野菜など
みずみずしい食べもの

生活・生き方
なじむ、変化を乗り越える

火

「燃える、燃やす情熱的な火のエネルギー」

変化、動きを与える生きるみなもと

太陽の光は大地に降り注ぎ、すべてを温めます。植物は太陽の光がなくては育ちません。この太陽は「火」のエネルギーのかたまりです。木や葉も燃やせば灰になるように、また、生の野菜や肉を温かいスープにするように、火にはあらゆるものを変化、変形させる力があります。体内の体温や消化力、酵素など分泌や代謝に関

火の人のキーワード

「正義」、「達成」

義をもって善悪を判断し、植物を育てる太陽のように、情熱的に変化をもたらそうとするのが、火の人です。

火の人へのメッセージ

「目標達成できたこと尊敬するわ」

決めた道をグングン進めるあなた。周囲の人は、あなたが何かを達成できる人だと敬意を覚えています。

わるものは、この火のエネルギーがつかさどっています。

人の性格に「火」のエネルギーがあると、情熱的で、次々とものごとを行う積極性があらわれます。野心に燃え、なにかを達成したいと望みます。正義、道徳を重んじ、正しいものごと、善悪の判断をきちんとします。ただし、火のエネルギーが強くなりすぎると、ときに嫉妬しやすい心を生んでしまうこともあります。

やる気が起きない、すぐにあきらめてしまうなど、火のエネルギーが不足している場合は、太陽の光を浴びたり、南国など暖かい場所に出かけたり、温かいものを食べたりして、火のエネルギーを自然から受けとりましょう。

火の人のコミュニケーション

- 自分の意見を主張しやすい
- 嫌なものは嫌と言える
- 自分の道に口を挟まれたくない

火のもつ要素

属性
情熱的、熱い、鋭い、変わりやすい、辛い、臭い

環境・状態
熱い、太陽がまぶしい

体
代謝、体温、消化力、酵素

心・性格
勇気、効率、気づきを大切にする

食べもの
辛いスパイス、脂っこいもの、酸っぱいもの、塩味や酸味のあるもの、熱いもの

生活・生き方
曲がったことが嫌い、思い込んだら情熱的に進む

風

「なびく、変わる　自由な風のエネルギー」

すべてを動かす原動力となるエネルギー

花が風で散るように、砂ぼこりが舞うように、「風」のエネルギーには、何かを動かし、散らす働きがあります。上にも下にも自在に動く自由な力をもち、体内では、呼吸がこの風によって支配されています。つまり体内では、水と火のエネルギーの血液を風の呼吸によって流しているのです。
動きの多い「風」のエネルギーを受けている

風の人のキーワード

「智」、「真理」

智をもってものごとを追い、いろいろな方向に吹く風のように、自由な発想力をもつのが、風の人です。

風の人へのメッセージ

「鋭い洞察力だね、
本質をついているわ」

あなたが追い求める真理は正しく、周りの人に物事の本質を教えています。その興味をキープしましょう。

人は、いろいろなことに興味を示し、また発想が豊かです。その想像力で悟りを開き、真理を追究したいと考え、どんどんものごとを知りたいと貪欲になります。しかし、風のエネルギーの影響を受けすぎると、ひとつの場所に留まることがなくなり、思考や話が飛びやすくなったり、興味があるものが多過ぎて、ひとつのものに集中できなくなってしまうでしょう。

気分が沈んでしまう、思考が凝り固まり、新しい意見を受け入れられないなど、風のエネルギーが足りないときは、自然の中を吹く風を意識してみましょう。また、乾燥したものや葉ものの野菜など風のエネルギーをもつものを食べてみましょう。

風の人のコミュニケーション

- いろいろなことに興味を移す
- 何をやっても興味程度しかもてない
- よく話し、話が広がりやすい

風のもつ要素

属性	環境・状態	体
自由に動く、変わりやすい、乾燥、軽い、苦い	乾燥している、変わりやすい、風が強い	神経、循環、細く、骨ばっているもの
心・性格	**食べもの**	**生活・生き方**
直感がするどい、人と交流するのが好き	葉野菜、乾燥した豆類、苦い味のもの	よく動く、空想にふける、情報に敏感

「空《くう》」の状態とは？

あらゆる可能性をもつエネルギー

五元素の最後を飾る「空」は、少し難しい概念です。うつろで空っぽでもあり、また、あらゆることが起こる空間や可能性も指しているのです。

ひとつの空っぽの器があるとき、そこには何も入っていません。しかし、見方を変えると、器が空気や見えないエネルギーで満たされているとも考えられます。空っぽの器には、水も料理も、なんでも盛りつけられます。このように、これから何かが入ってくる場所、入る可能性をもったスペースが「空」なのです。また、人の体にも空はあります。空ににくづき偏「月」をつけると腔となります。よって、鼻腔、口腔、胸腔などが空のエネルギーです。

　空のエネルギーに満ちた人は、落ち着いていて、あくせくせず、見返りを求めず、心にゆとりをもっています。このゆとりこそが「空」のエネルギーをいちばんよくあらわしているのかもしれません。

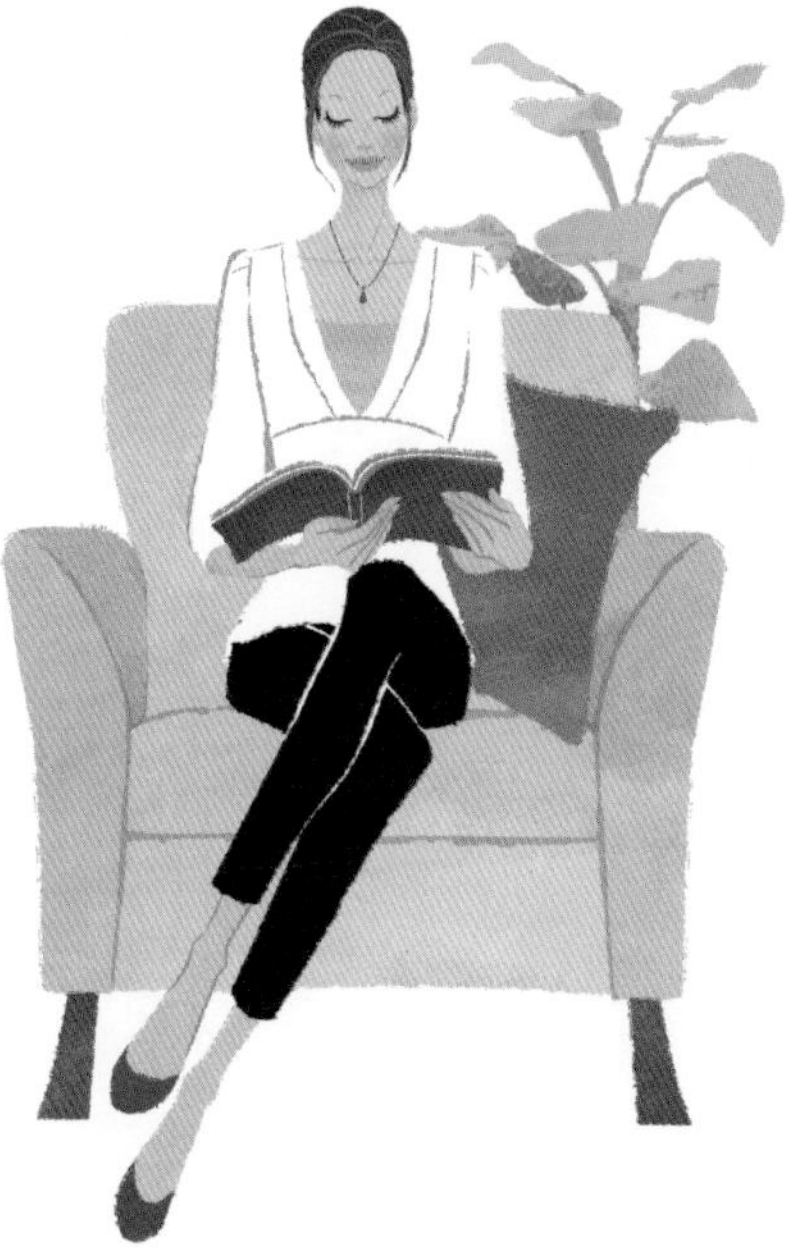

5つのエネルギーの相関関係

ここまで説明してきた5つのエネルギーは、互いに組み合わさって、アーユルヴェーダの3つの性質となります。その相関関係をあらわすのが以下の図です。

ヴァータ *Vata*

風と空のエネルギーのヴァータ。上空をフワフワ漂う風のように、動かす運動の性質をもっています。

風

地

カパ *Kapha*

地と水のエネルギーのカパ。この2つが結びつくことで、地がよりかたまります。大地のように落ち着いた性質です。

ピッタ *Pitta*

火と水のエネルギーのピッタ。水や油となり、火力を調整するのが水の役目です。上に向かう火のような熱い性質です。

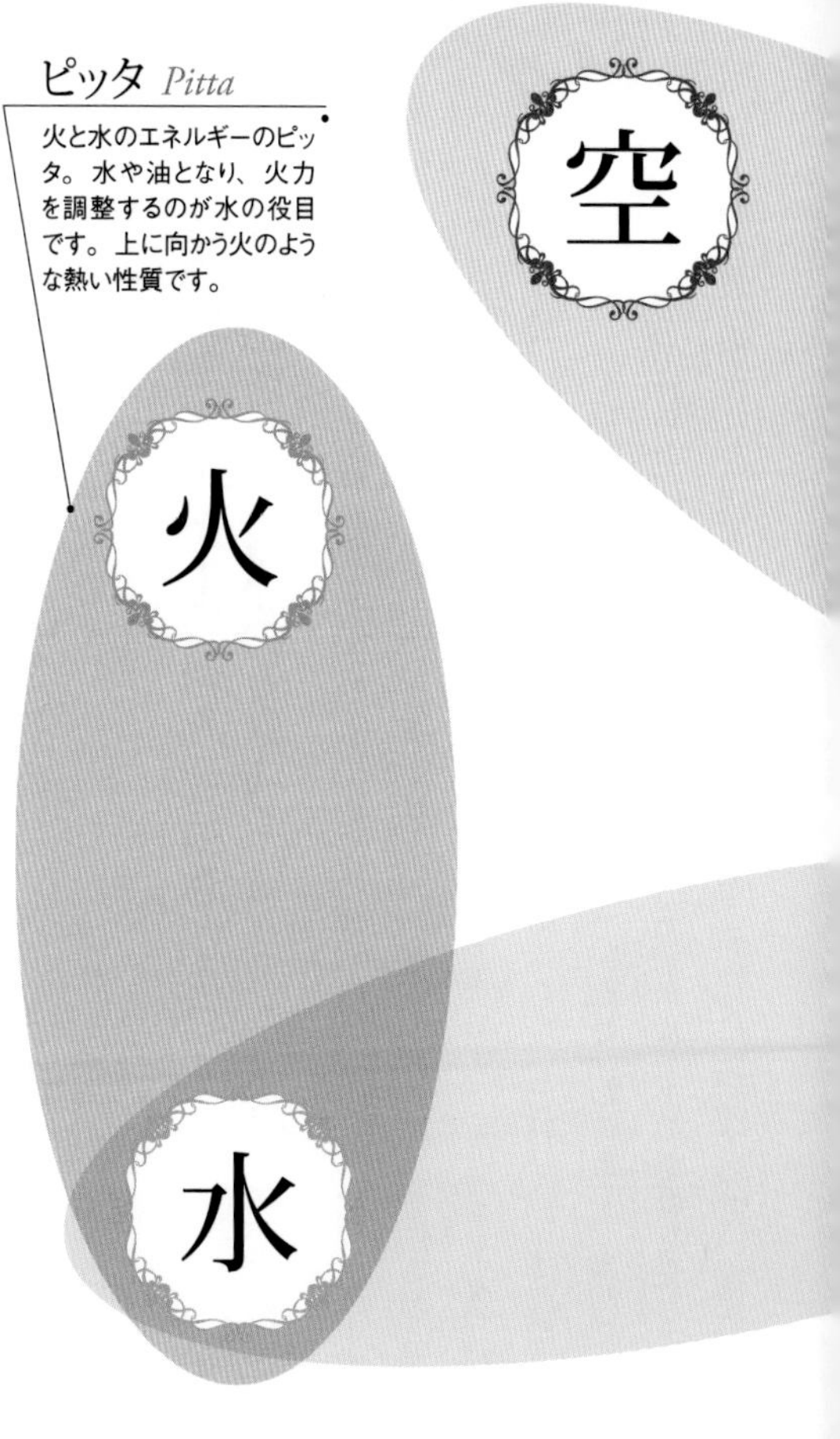

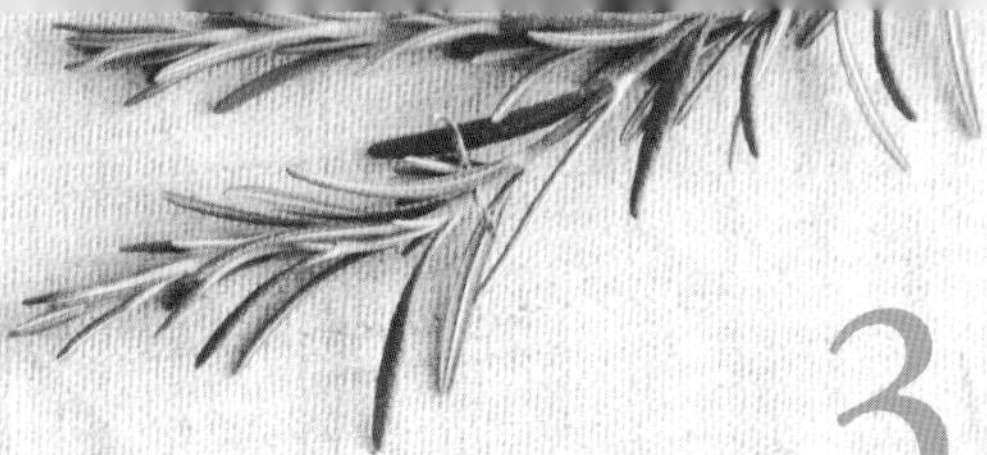

【アーユルヴェーダの基本】

3つの性質のこと

5つのエネルギーの組み合わせから導き出される3つのタイプ

アーユルヴェーダを語るうえで欠かせない、基本の3つの性質があります。それらは5つのエネルギーの組み合わせで成り立っています。ヴァータを作るのは、風と空、ピッタを作るのは火と水、カパを作るのは地と水です。このヴァータ、ピッタ、カパの3つの性質のうち、どの性質をいちばん多くもち、どれがいちばん増えやすいかという本質は、人によってある程度決まっているといわれます。また、時間帯や季節、年齢や生活環境などによっても、5つのエネルギーの影響を受けて、3つの性質は増えたり減ったりします。基本となるこの性質について見ていきましょう。

ヴァータ

Vata

風と空から導き出される運動作用

五元素のうち、風と空が結びついたものが、運動の作用をもつヴァータです。風が空間を吹き、あらゆるものをガサガサと動かす様子をイメージするとわかりやすいでしょう。軽い、動く、冷たい、乾燥などの特徴が代表的です。

このエネルギーがバランスよく発揮されているときは、直観力やひらめきに優れ、フットワークが軽くなります。いっぽう、アンバランスになると、不安になり、信念を見失ってしまいます。

五元素
- 風
- 空

作用
- 運動
- 運搬
- 伝達

属性
- 軽
- 動
- 冷
- 速
- 乾燥
- 不規則

ピッタ

Pitta

火と水が結びついた変換作用

火と水のエネルギーが組み合わさったものがピッタです。さまざまなものの形を変える変換の作用があります。火にとって水は、ときに油となって火を強め、水となって火を消す役割をもっています。熱さ、鋭さ、流動性といった特徴があります。

ピッタのプラス面としては、機転が効き、集中力が高まり、話し方も理路整然とします。いっぽう、マイナス面としてはイライラが代表的。すぐに怒ったり、批判的になったり、嫉妬深くなってしまうこともあります。

五元素

- 火
- 水

作用

- 変換
- 消化
- 代謝

属性

- 熱
- 微油
- 液
- 動
- 鋭

カパ

Kapha

地と水が合わさった構造作用

地と水が結びつくと、骨組みを作る力、構造作用をもったカパとなります。砂場の土だけでは山は作れませんが、水を加えることで、しっかり頑丈ないしずえができます。このように、基礎構造を作るのが、地と水のエネルギーなのです。

2つのエネルギーがよく働いているときには、穏やかになり、落ち着きが生まれます。いっぽう、エネルギーが過剰になると、怠惰で鈍感になり、また必要以上に頑固になってしまうともあります。

作用

- 構造
- 体力・免疫力の維持

五元素

- 地
- 水

属性

- 重
- 湿
- 油
- 安定
- 遅

エネルギーを意識してナチュラルに暮らす

ここまで紹介してきた5つのエネルギーと3つの性質。これらは、今現在もあなたの心と体に影響を与えています。

なんだか今日はイライラするなぁと思うとき、もしかしたらそれはきのう食べたスパイスの、火のエネルギーのせいかもしれません。

そんなときは、甘いものをとったり、

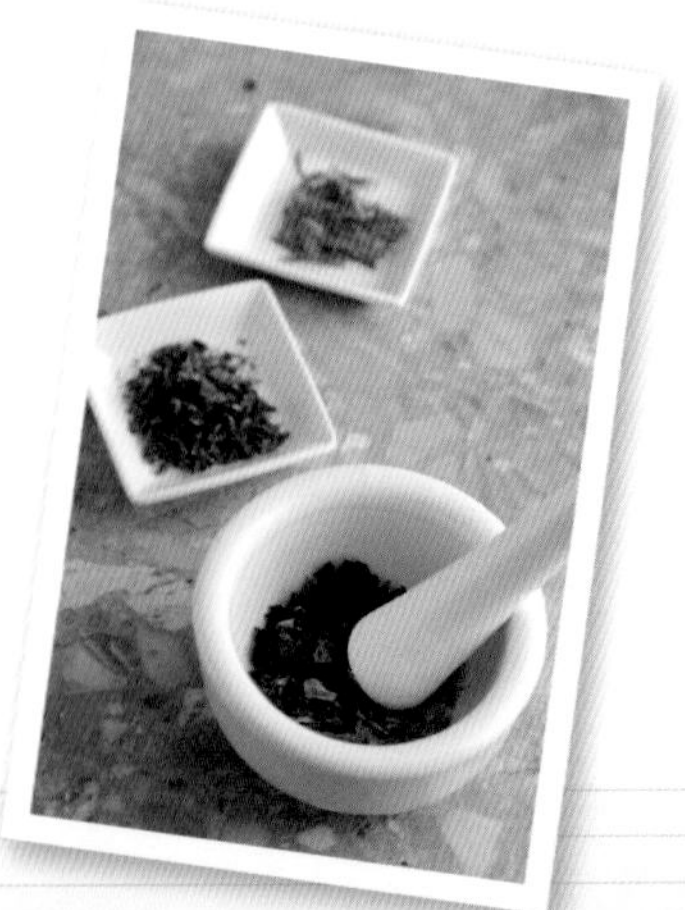

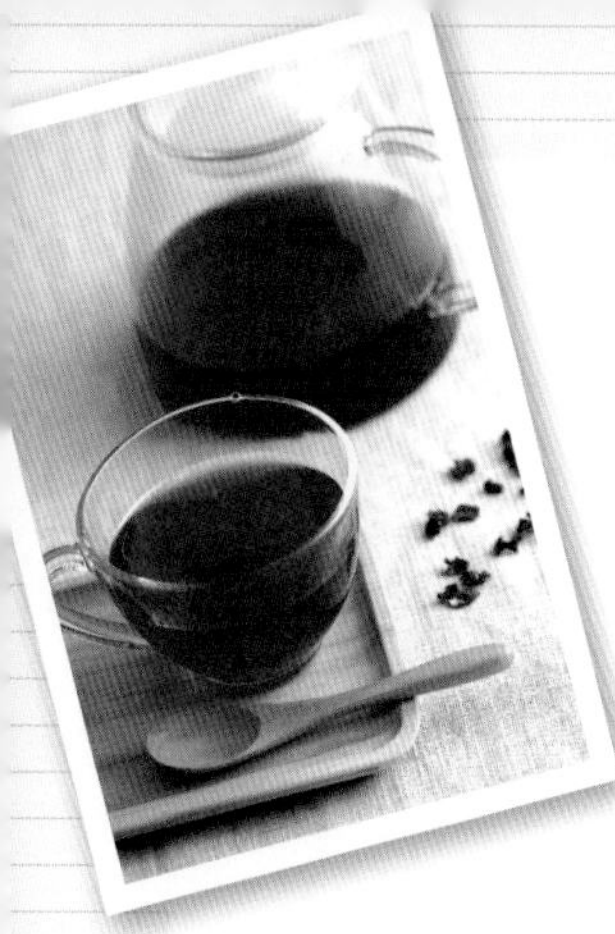

水泳をしたりして、火を抑える要素を
生活の中にプラスしてみましょう。
アーユルヴェーダを知れば、
このようにして日常の不調にすぐ対処できます。

この生活術は、とてもシンプルな考え方です。
そして、日本での暮らしに簡単に生かすことができます。
ぜひ、この智恵をあなたの生活にとり入れてみてください。

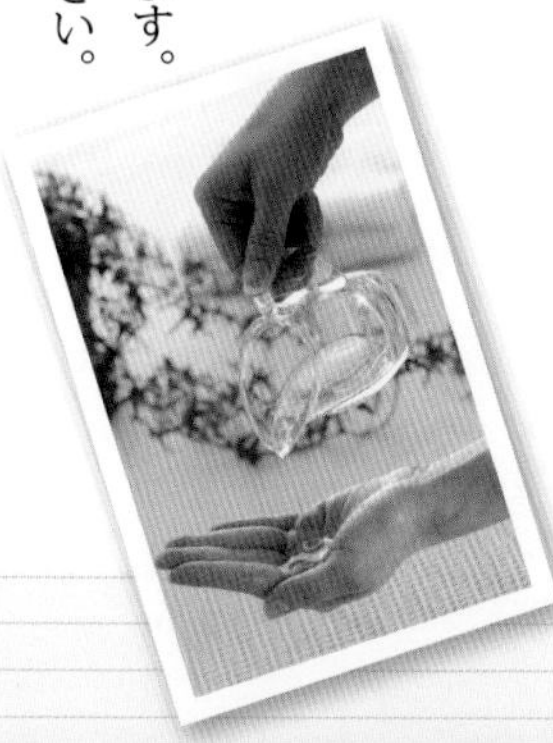

CONTENTS

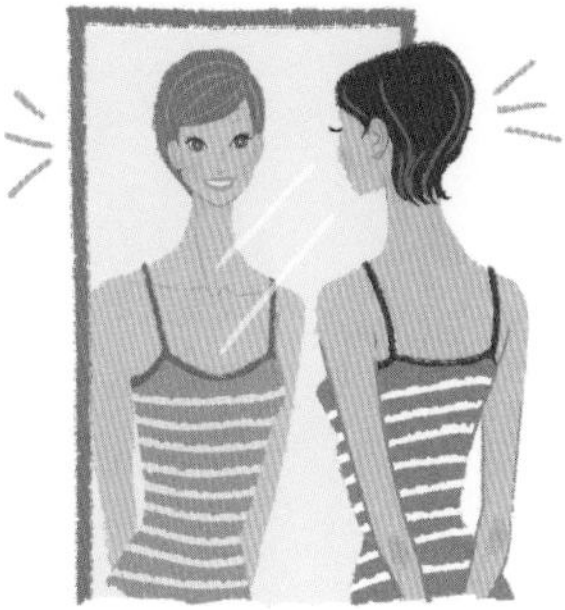

part ①

アーユルヴェーダの暮らし方……39

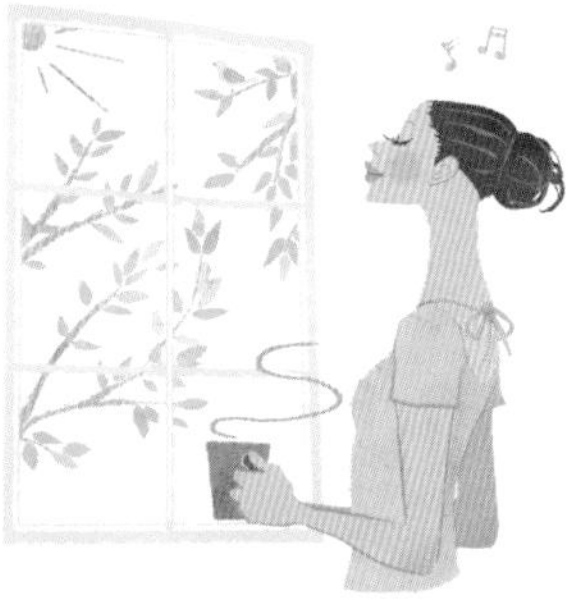

part②

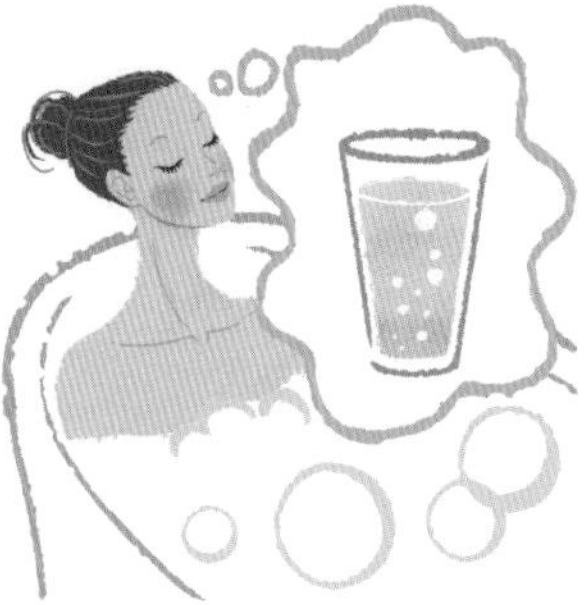

part ③

アーユルヴェーダ式美容法…………117

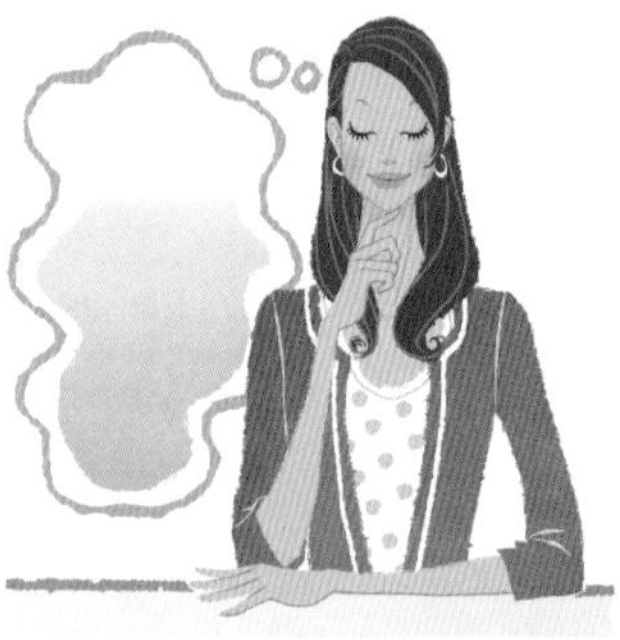

part ④

アーユルヴェーダ式マッサージ……145

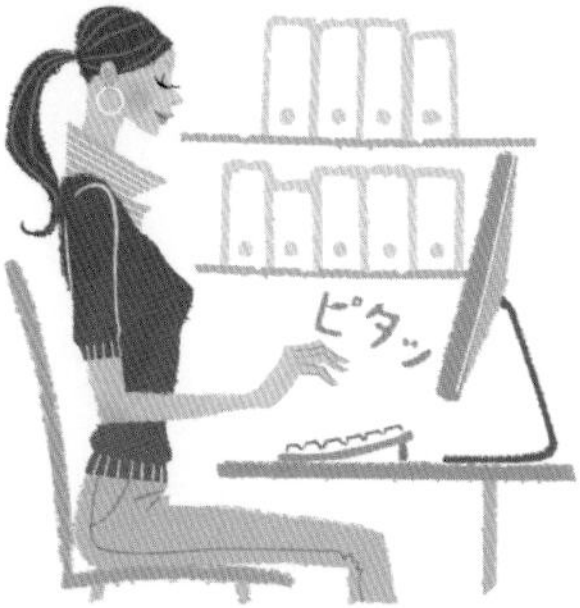

part ⑦

アーユルヴェーダの知識を深める……253

column

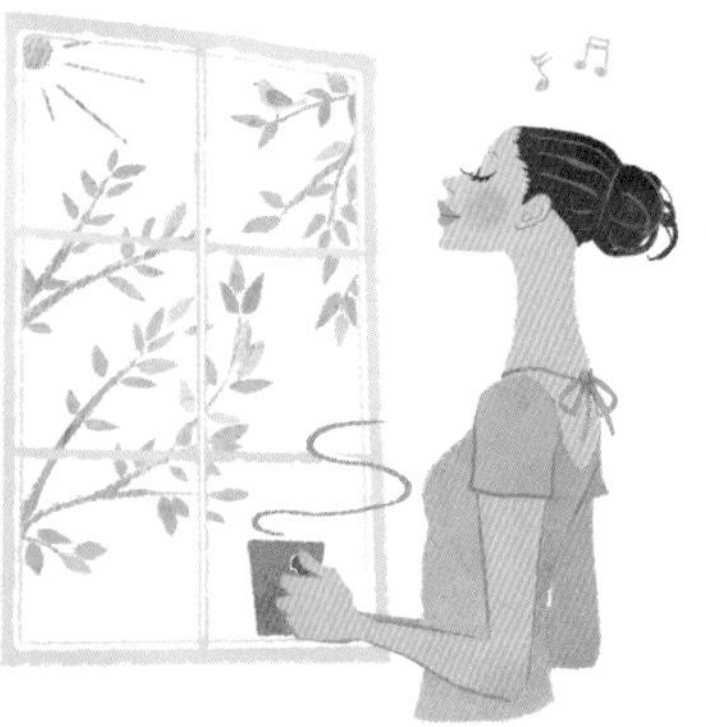

はじめに

インドの伝統医学「アーユルヴェーダ」
などと聞くと、とても難しいことのように感じるかもしれません。
実は、最近耳にする「デトックス（毒出し）」や「若返り」の考え方は、
もともとアーユルヴェーダのもの。
知らないうちに、身近なところにアーユルヴェーダの考えが
とり入れられています。
アーユルヴェーダの考え方の基本は、
「自然のリズムに合わせて生活をし、
体の本来もっている力を引き出しましょう」という
とてもシンプルなものです。

そのため、アーユルヴェーダの生活の第一歩は
都会にいても、緑の多いところにいても、
自然のエネルギーを意識することからはじまります。
豊かな自然と四季を意識して生きる日本人には、
アーユルヴェーダの考え方はとてもなじみやすいものです。

そこでこの本では、日本の生活にアーユルヴェーダを
とり入れる方法をたくさんご紹介しています。
基本の考え方に加え、食事のとり方、ヨーガやマッサージなど
とても簡単に実践できる方法ばかりです。
また、はじめての人でもわかりやすいように、
難しい専門用語はほとんど使っていません。

この本で、アーユルヴェーダの知識を身につけ実践し、
生まれながらにもつ、あなた本来の力に気づき、
イキイキ、キラキラした毎日を送ってください。

日本ナチュラルヒーリングセンター代表　**西川眞知子**

本書は、『これ1冊できちんとわかるアーユルヴェーダ』（2011年7月／小社刊）、『はじめてでもわかる 役立つ　アーユルヴェーダきほんBOOK』（2014年7月／小社刊）を改題・再編集し、文庫化したものです。

本書で使う4つの言葉

この本は、はじめての人にも優しく、わかりやすく、読みやすいように、サンスクリット語によるアーユルヴェーダの専門用語を極力使わずに解説しています。以下の４つは、専門用語をサンスクリット語のまま使用し、そのほかの専門用語は、Part ７で解説しています。

【アーユルヴェーダ】

Ayurveda

生命（アーユス）の科学（ヴェーダ）という意味。インドで約5000年も前からある考え方です。体と心の本来のよさを発揮して生活することを説くもので、生活術、食事法、マッサージ、ヨーガ、セルフケアなどたくさんの教えがあります。

【ヴァータ】 *Vata*

体の中にある性質のひとつ。地、水、火、風、空の5つエネルギーのうち、風と空から成り立っています。「動き」の作用があり、ものを動かし、体内では情報伝達や、胃腸などの動きに関与するのがヴァータ。悪く働くと不安などを引き起こします。

【ピッタ】 *Pitta*

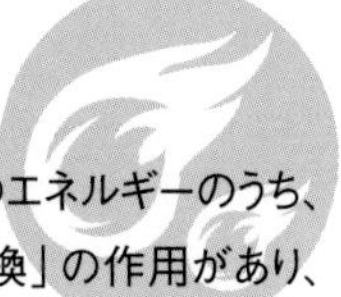

体の中にある性質のひとつ。5つのエネルギーのうち、火と水から成り立っています。「変換」の作用があり、ものを燃やし形を変えます。体内でも熱を作り出し、消化や代謝に関わっているのがピッタです。悪く働くとイライラのもとになります。

【カパ】 *Kapha*

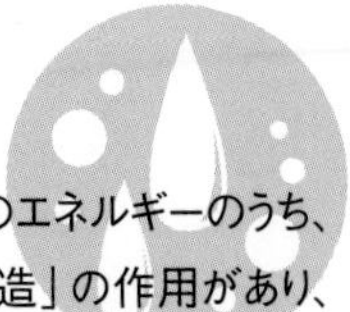

体の中にある性質のひとつ。5つのエネルギーのうち、地と水から成り立っています。「構造」の作用があり、ものの骨組みを作ります。体内では体力や免疫力に関わっているのがカパです。悪く働くと重だるさや眠けとなってあらわれます。

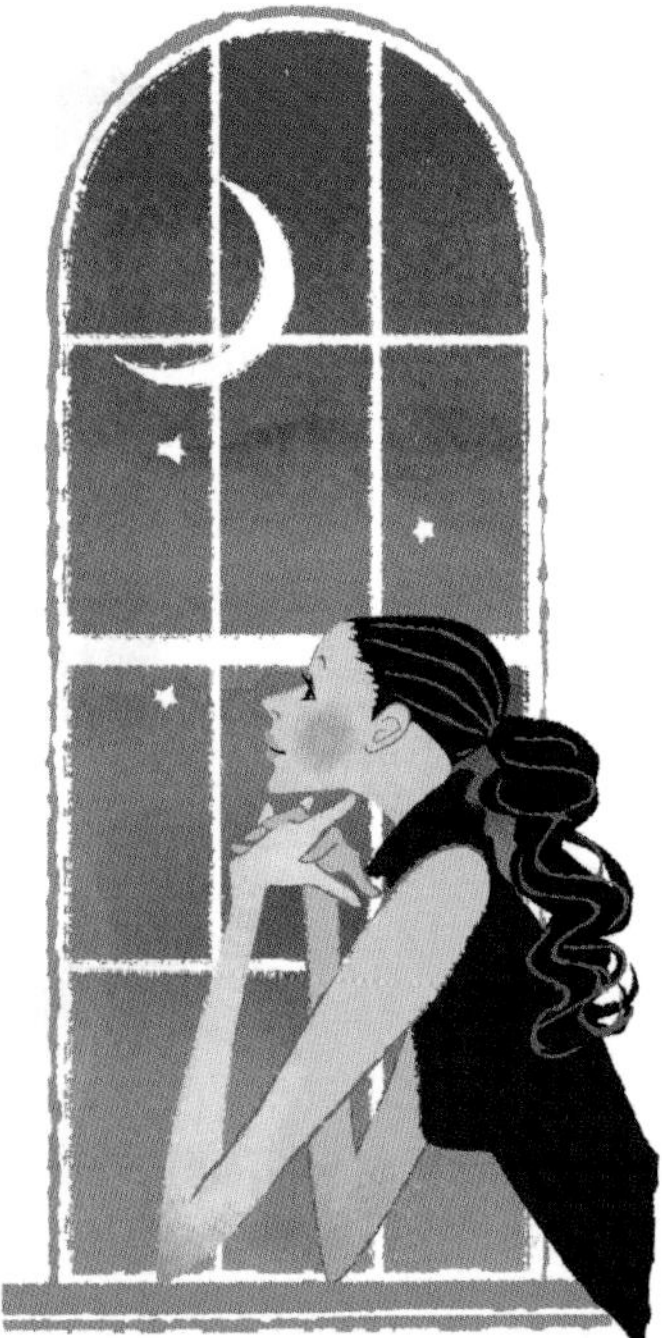

part ①

アーユルヴェーダの暮らし方

LIVING

Living

アーユルヴェーダを知ろう

長い歴史の中で伝統医学として伝えられてきたアーユルヴェーダ。
なんだか難しそうな先人の智恵を、身近にするための7つのQ＆Aを紹介します。

Q アーユルヴェーダって何？

A 自分の本質に合わせた生き方を教えてくれる科学です

関連ページ▼44ページ

「生命の科学」という意味をもつ、インドの伝統医学で、約5000年もの歴史があります。人を基本的にヴァータ、ピッタ、カパの3つの本質に分類し、本質に合った過ごし方、食べ方などの生き方を教えてくれます。

Q はじめに考えた人は誰？

A 古代インドのリシ達が始祖といわれています

関連ページ▼254ページ

起源には諸説がありますが、有力なのは、古代インドのリシと呼ばれる人たちが始祖というものです。リシとは、悟りを開き世俗を離れ、山中で瞑想をしていた聖者のこと。そして、彼らが病気に苦しむ人々を救いたいと願ったとき、瞑想の中で与えられた叡智が、アーユルヴェーダなのだと伝えられています。

Q 現代でも医療として役立っているの？

A 病院でアーユルヴェーダを行う国もあります

関連ページ▼258ページ

日本では予防医学とされていますが、インドやスリランカなど、伝統医療として根づいている国々では、西洋医学と並び、病気やケガの治療のため病院などで役立てられています。心と体を診断し、一人ひとりの状態を見極めた処方をするアーユルヴェーダは、信頼度の高い医療として実践されているのです。

Q 本質は一生変わらないの？

A 基本は3つの本質で考えますが他の要因でバランスが崩れます

関連ページ▼45ページ

生まれもった本質は、生涯変わらないと考えます。ですが、生活環境や一日の時間帯、季節などによって、地、水、火、風、空の5つの自然エネルギーの影響を受けて本質のバランスは崩れ、そのときどきの状態は変わると考えます。今の状態に合わせて生活することが、アーユルヴェーダの基本です。

Q バランスが崩れるってどういうこと？

A 一定のエネルギーが多くなり過ぎることです

関連ページ▼45ページ

3つの本質は、もともとそのエネルギーが増えやすいことを意味します。たとえば、本質がカパの人は、カパのもつ地と水のエネルギーが増えやすい傾向にあり、それらが増え過ぎて本質のバランスを崩してしまうのです。

Q いつでもはじめられるの？

A はじめる季節や時間はいつでもOKです

関連ページ▼46ページ

はじめる時期はいつでもかまいません。心と体の状態は、季節や年齢などの影響を受け常に移り変わっています。しかし、どんなときにもコンディションに合わせた最適な実践法を導き出すことができるのがアーユルヴェーダなのです。

Q 一人でも実践できるの？

A 自分の本質を診断したらできることからはじめてみて

関連ページ▼48ページ

まずはP48～51の本質チェックを試してみてください。簡単なチェックポイントを参考にして自分の本質を知ったら、自分に合ったケアをしてみましょう。食事法や美容法など自分でできるケア方法がたくさんあります。

Living

アーユルヴェーダとは?

世界最古の伝統医学といわれるアーユルヴェーダは、医学の枠にとどまらず、心と体のバランスを調える生き方の智恵を説いています。

幸せな生き方を教えるライフサイエンス

古代インドから伝えられてきた、伝統医学「アーユルヴェーダ」。その言葉は、生命(アーユス)の科学(ヴェーダ)という意味のサンスクリット語(※1)です。

アーユルヴェーダの理論では、個人が本来もっている本質、年齢に合った生活を送ることの重要性を説いています。そうすることで、体は自然治癒力やホメオスターシス(※2)を発揮し、心は愛や優しさ、平和に溢れ、そして意識は直観力や正しいことを知る力を高めることができるといわれています。

※1　サンスクリット語……古代インドの言語
※2　ホメオスターシス……生命恒常性ともいう。生体の内部や外部の環境が変化しても、その生体の状態が一定に保たれること。

5つのエネルギーがすべてを動かしている

アーユルヴェーダでは、すべてのものに地、水、火、風、空の5つの自然エネルギーが働いていると考えます。気象などの自然現象はもちろん、人の体もそのエネルギーの影響を受けているのです。

これら5つのエネルギーのうち、地と水の組み合わせがカパを、火と水の組み合わせがピッタを、風と空の組み合わせがヴァータを作り出すと考えます。この3つの性質は、アーユルヴェーダを語る上で欠かせません。

ヴァータ、ピッタ、カパのうち、どれがバランスを崩しやすい(増えやすい)かということが、その人の本質(プラクリティ…262ページ参照)となります。本質は生涯変わらないとされますが、生活の仕方によっ

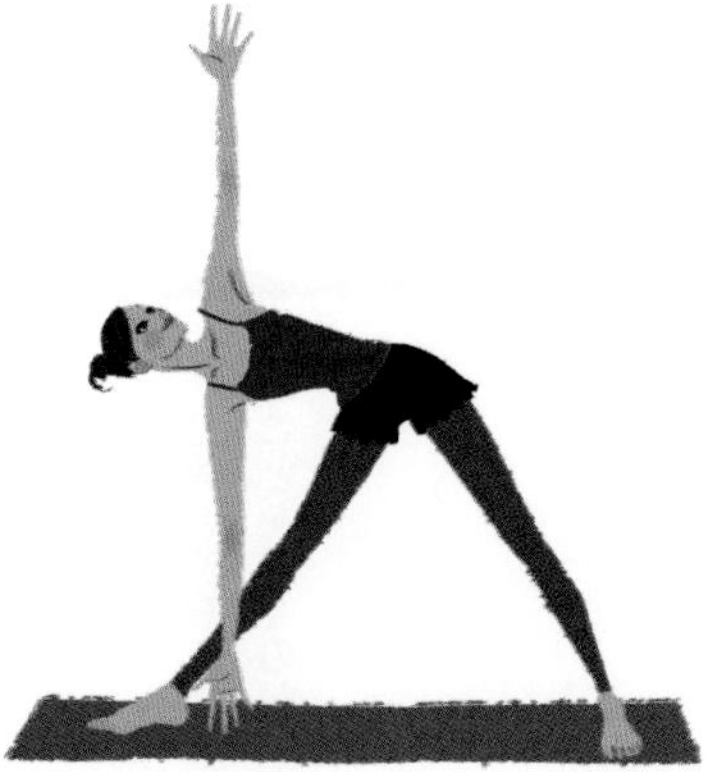

て、受ける自然のエネルギーが変わることで、そのときどきの心と体の状態は変わります。たとえば、体温ひとつをとっても、朝と昼では違うもの。風のエネルギーが増える朝は低く、火のエネルギーが強くなる昼から夕方にかけて高くなっていくという法則が影響しているからです。自分の本質を理解しつつ、今の自分の状態に合った生活をすることを説くのが、アーユルヴェーダの基本の考え方です。

それぞれの個性に合わせたライフスタイルの智恵

心と体の反応には、一人ひとりそれぞれに個性があります。電車に乗り遅れるというひとつの失敗を例にとり考えてみましょう。

「落ち着き」という性質のある地と水のエネルギーが強い人（カパ）は、気長に次の電車を待つでしょう。いっぽう「動き」の風と空のエネルギーをもつ人（ヴァータ）は、携帯電話をとり出して、移動しながら早口で話すかもしれません。「合理的」な火と水のエネルギーの人（ピッタ）は、できるだけ早く目的地に着く、別の手段を探し出すことでしょう。このようにアーユルヴェーダでは、人の感情や行動も5つのエネルギーの影響を受けていると考えます。

心と体の状態をわかりやすい言葉で表現し、一人ひとりの本質に合わせた生活のコツを教えてくれるアーユルヴェーダ。その智恵は、一日の中での時間帯や季節、年齢などによって変化する心と体の法則を示し、自分の本来の力を発揮し、生き生きと過ごすための対処法を教えてくれるのです。

Column

現代生活は本質を隠す?

本質は生涯変わらないとされます。ですが実際には、ストレスの多い現代の暮らしにより、本来のバランスを崩して本質が隠れてしまうこともあります。ですから、自分はこうであるはずと決めつけ過ぎず、今の状態を見極め、時間帯や季節に合わせた生活をしましょう。

Living

あなたの「本質」を知りましょう

アーユルヴェーダで見るあなたの本質は？
チェック項目で調べてみましょう。

本質のチェックの仕方

アーユルヴェーダでいう「本質」とは、本来のその人の状態ということです。本質はどのエネルギーバランスを崩しやすい（増やしやすい）傾向があるか、ということを意味しています。

次のページからのリストを見て、自分に当てはまる項目を5段階でチェックしてください。もともとの自分を知るためにも、子どものころから現在までを振り返ってチェックするようにしましょう。合計点が最も高いものが、あなたの本質を知る手がかりになります。

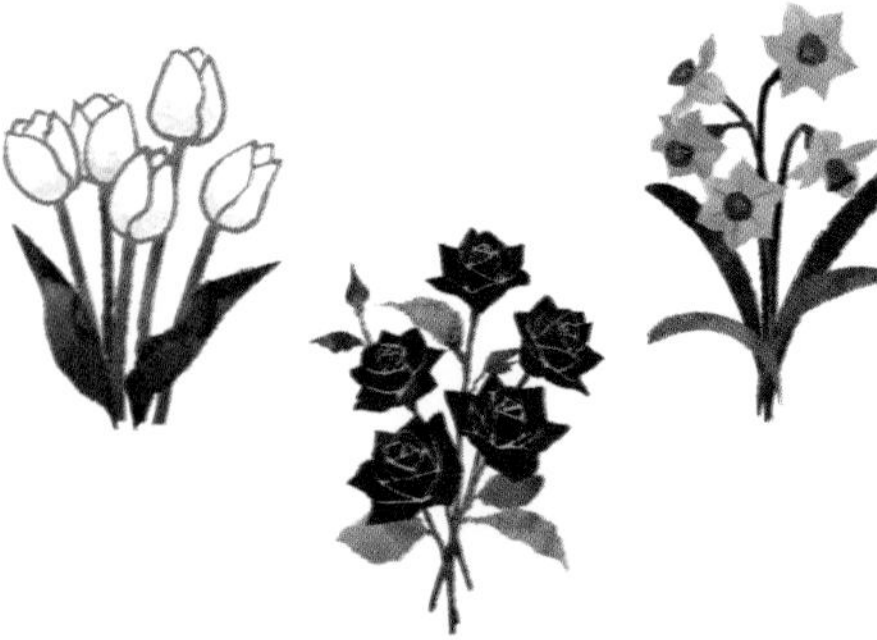

※同じ点数の場合は、どちらの本質もあわせもっているということです。
それぞれのページと、また、P64-65の複合タイプのページを参照してください。

ヴァータ度チェック
Vata

	あてはまる	ややあてはまる	どちらとも言えない	ややあてはまらない	あてはまらない
※ ほっそりした体型だ	4	3	2	1	0
※ 動作はすばやいほう	4	3	2	1	0
※ 肌がカサカサしやすい	4	3	2	1	0
※ 髪が乾燥して、枝毛になりやすい	4	3	2	1	0
※ 歯並びが不規則だったり、すき間がある	4	3	2	1	0
※ 新しい環境にすぐなじめる	4	3	2	1	0
※ ものの理解が早いが、忘れやすい	4	3	2	1	0
※ 便秘、不眠、肩こり、腰痛、冷えのうち、３つ以上あてはまる	4	3	2	1	0
※ 太りにくい体質だ	4	3	2	1	0
※ 不安、心配などがあると、長く悩むほう	4	3	2	1	0

ヴァータ度

▶▶ 詳しくは52ページへ

合計　□　点

Pitta ピッタ度チェック

	あてはまる	ややあてはまる	どちらとも言えない	ややあてはまらない	あてはまらない
※ 中肉中背だ	4	3	2	1	0
※ 行動や動きに、ムダ、そつがない	4	3	2	1	0
※ 肌に赤み黄みがある	4	3	2	1	0
※ 髪にコシがない	4	3	2	1	0
※ 歯が黄色っぽい	4	3	2	1	0
※ 合理的に考えるのが得意	4	3	2	1	0
※ 人の話を鵜呑みにせず、その理由や根拠を指摘できる	4	3	2	1	0
※ 下痢、胃腸の不調、炎症、目の疲れ、肌のトラブルのうち、３つ以上あてはまる	4	3	2	1	0
※ 新しいことに挑むのが得意、負けず嫌いである	4	3	2	1	0
※ イライラや怒りの感情が表に出やすい	4	3	2	1	0

ピッタ度

▶▶ 詳しくは56ページへ

合計　□　点

カパ度チェック

Kapha

	あてはまる	ややあてはまる	どちらとも言えない	ややあてはまらない	あてはまらない
※ 生まれつきガッチリした体格だ	4	3	2	1	0
※ 歩き方、食べ方がゆっくりしている	4	3	2	1	0
※ 肌が青白くひんやり、しっとりしている	4	3	2	1	0
※ 髪の毛の量が多く、ツヤがあり、しっとりしている	4	3	2	1	0
※ 歯や歯茎が丈夫	4	3	2	1	0
※ 慣習や伝統を大事にする	4	3	2	1	0
※ シャイで人前に出るのは苦手	4	3	2	1	0
※ 痰、鼻水、鼻づまり、だるい、むくむのうち、3つ以上あてはまる	4	3	2	1	0
※ 太りやすい体質だ	4	3	2	1	0
※ 忍耐強い、打たれ強い	4	3	2	1	0

カパ度

▶▶ 詳しくは60ページへ

合計 □ 点

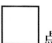

ヴァータタイプ

風と空のエネルギーをもち、ものを動かすヴァータの人。
軽さや速さ、冷たさなどの性質から、心身にあらわれる特徴とは？

風のように自由で移り変わりやすい心

型にはまらない、空間を吹く風のように「動く」性質をもったヴァータの人。想像力が豊かで理解が早く、順応性も高いのが特徴です。軽やかな風のように行動がすばやくて、快活な気質が魅力といえます。

ただし、ヴァータが増えすぎてバランスが崩れてしまうと、吹かれていく方向を見失い不安定さが際立ってしまいます。気分が移り

ヴァータを花にたとえると……。

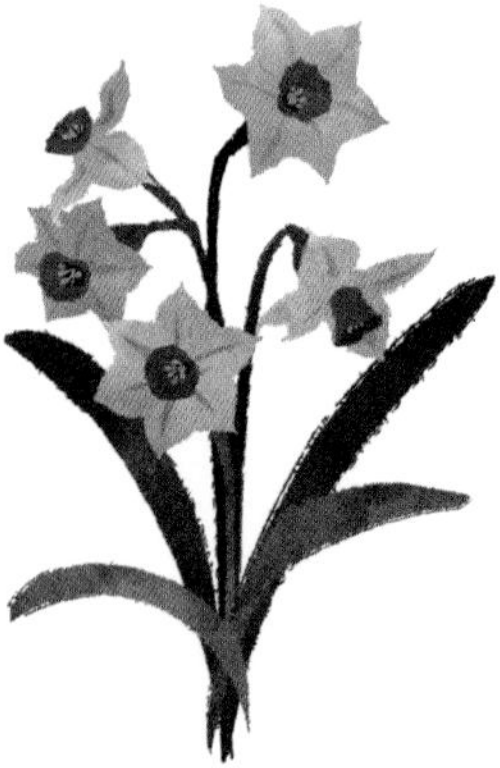

「水仙」

骨格も華奢で、スリムな人が多いヴァータ。花にたとえるならば、柔らかく繊細で、風によってなびいて動く冬の花、水仙でしょう。色は黄色がヴァータをあらわします。

変わりやすくなり、早口になり過ぎたり、衝動的になってしまうことも。心はストレスを受けやすくなり、緊張や恐怖から何事に対しても不安になったり、空虚感をともなった抑鬱症状が出てしまうこともあるでしょう。

物事を率先して行う行動的なタイプではあるものの、長続きしないのが玉にキズ。風に吹かれるように気分も信念も変わりやすく、仕事も変えることが多いでしょう。計画的な行動が苦手で、お金を浪費する傾向もあるので要注意です。

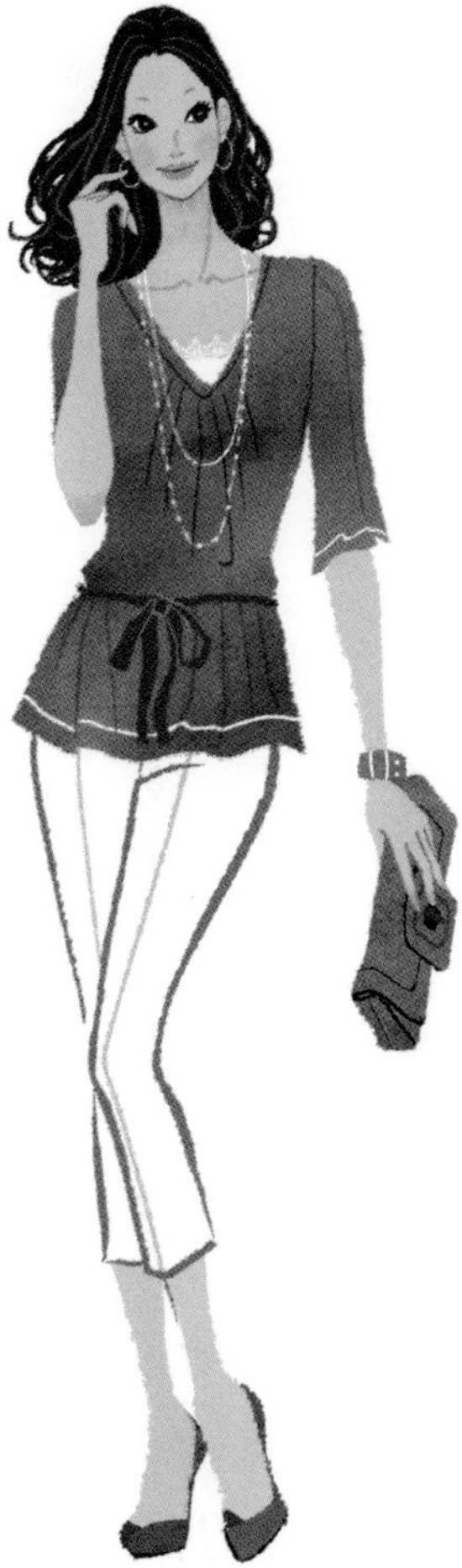

軽くスリムな体で機敏に活動できる

冷たくて軽く、動きのある風と空のエネルギーをもつヴァータ。肉体的な特徴は、華奢で乾燥していることです。身長は低いか、もしくは高くて痩せているかどちらかのことが多いでしょう。卵型の顔に、小さな目とわし鼻、不ぞろいな歯。のっぺりした顔立ちをしています。皮膚は冷たく乾燥していて、筋肉質ではないため血管やじん帯が浮き出て見えることがあります。

バランスのよいときには、風の軽やかさが発揮され、機敏で活発に。すばやい性質から、傷の治りなども早いのが特質です。しかし、ヴァータが増えすぎてしまうと、風や空のもつ冷たさや乾燥といった性質が助長されてしまいます。手足が冷えてカサカサになったり、髪が乾燥してフケや枝毛が増えることも。さらにバランスが崩れると、緊張型頭痛や腰痛など体の痛みが出たり、循環器疾患、脳・血管疾患、神経系疾患などを引き起こしたりします。

体 ❋ Body

便秘しがち。寒がりで冷え性。腹部膨満、不眠、乾燥肌になりやすい。頭痛、脳卒中、高血圧になりやすい。

性格 ❋ Character

俊敏で快活。順応性があり、理解が早い。想像力豊か。気分が変わりやすい。緊張しやすく、ストレスを受けやすい。

適した仕事 ❋ Work

ダンサー、デザイナー、教育者、写真家、作家、設計、想像力を生かした仕事

バランスを崩しやすい 時間・季節・年齢 ❋ Unbalance Of Time, Season, Age

時間は14時〜18時、2時〜6時。
季節は晩秋〜冬。年齢は高齢(60歳〜)。

ピッタタイプ

燃える火のエネルギーと火力を調整する水のエネルギーをもつ人。
強烈さ、熱さなどの性質から導き出される、心と体の傾向は？

情熱的な心をもって勇敢に突き進む

情熱的な火のエネルギーとその火力を調整する水の力をあわせもつピッタの人は、チャレンジ精神が旺盛で勇敢なリーダータイプ。火には、光と熱の性質がありますから、熱さや鋭さ、速さ、流動性といった特徴があります。知的で機転がきき、行動や話に無駄がありません。燃えるような熱い野望をもち、目

ピッタを花にたとえると……。

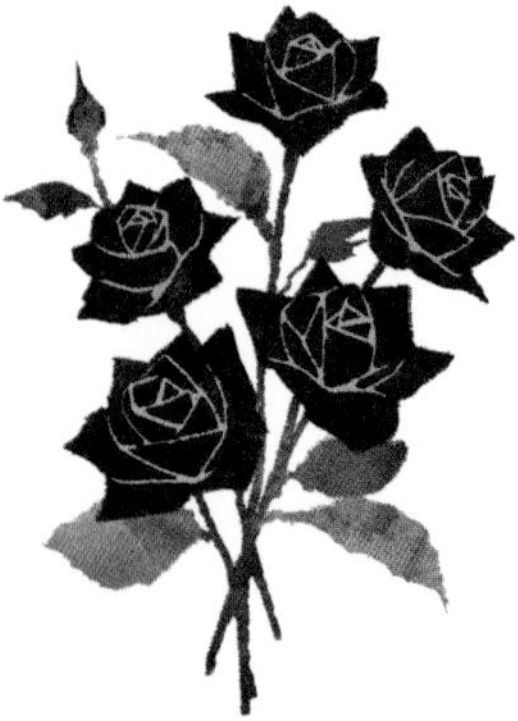

「バラ」

情熱的でスタイルのいい人が多いピッタ。花にたとえるならば、美しくあでやかで棘もある、シャープな印象の夏の花、バラでしょう。色は赤がピッタをあらわします。

標達成に向かって進んでいける人。また、水のエネルギーの加減により、感情の起伏が激しいところがあるでしょう。

ただし、ピッタが増えすぎると、なにかと批判的になり、完璧主義になって敵を作りやすい傾向に。知性を象徴した鋭い瞳には、闘志や敵対心が宿り、炎が燃え上がるようにイライラと怒りっぽくなったり、嫉妬深くなったり、また、見栄っ張りな一面も出てくるでしょう。

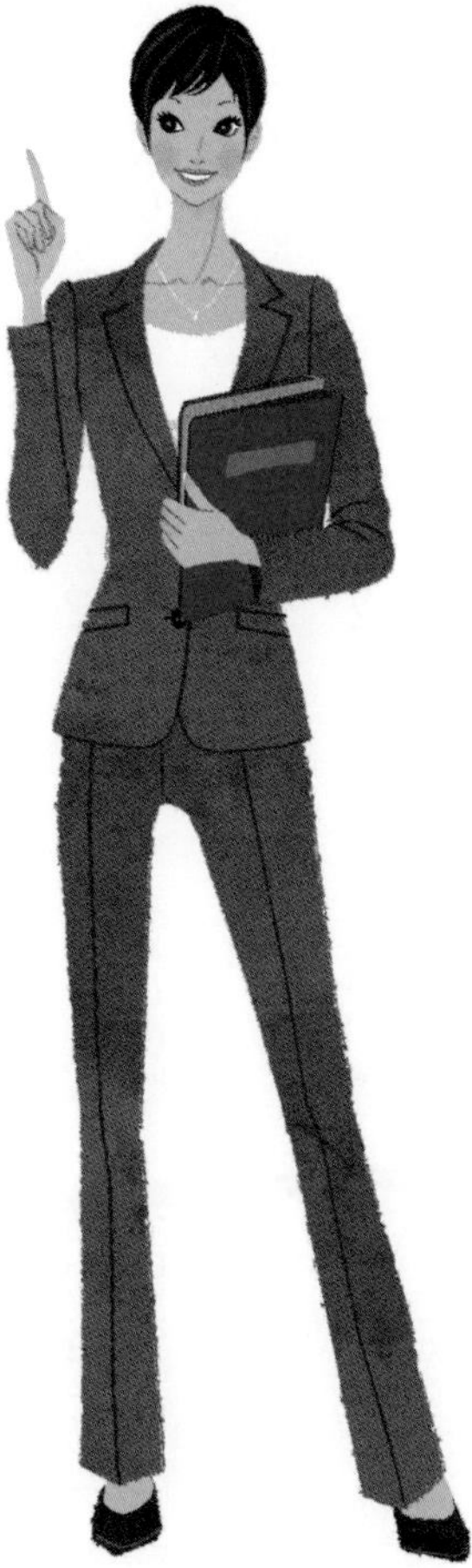

火のエネルギーにより消化力が左右される

熱の属性をもつピッタの人の体は、中肉中背で均整のとれたプロポーションが特徴。やわらかくつややかな肌は黄色みがかっていますが、日焼けをしやすいため小麦色になっている人も多いでしょう。また、細くてやわらかい髪と、柔軟な関節をもっています。

体内に熱が多いため、寒さには強いですが、暑さには弱く汗っかき。火のエネルギーによる消化力と、水のエネルギーによる分泌力のおかげで、快食なうえに、めったに便秘することがありません。むしろ、下痢をすることが多いでしょう。

ピッタが増え過ぎると、異常なまでに汗っかきになり、湿疹やじんま疹などが出てきます。火の力で消化力が強過ぎることが災いとなり、胸焼けしやすくなったり、肝臓や胆のう、胃腸の病気を引き起こすことも。病気でいえば、肝疾患や胃潰瘍、十二指腸潰瘍、心臓病、アルコール依存症、皮膚病などにかかりやすいでしょう。また、目は充血しやすくなり、口臭や体臭、抜け毛や白髪も目立つようになります。

体 ❋ *Body*

快食、快便。柔軟な体。皮膚に輝きがある。髪にコシがない。皮膚発疹や出血、目の充血、消化器疾患を起こしやすい。

性格 ❋ *Character*

知的で情熱的。勇気があり、リーダーに適している。完璧主義。見栄っ張り。怒りっぽい。

適した仕事 ❋ *Work*

経営者、政治家、外科医、法律家、
経理士、シャープな判断力を生かした仕事

バランスを崩しやすい 時間・季節・年齢 ❋ *Unbalance Of Time, Season, Age*

時間は10～14時、22時～2時。季節は夏～秋。
年齢は青壮年（25～60歳）。

カパタイプ

地と水のエネルギーを備えるカパの人。
重さや遅さ、冷たさなどの特質をもつ心と体の傾向は？

揺るがない大地のように安定した心をもつ

地のエネルギーをもつカパの人は、大地のようにどっしりと安定した、肝っ玉母さんのような性格。水のエネルギーも備えていることから、慈愛に満ちた献身的な心をもち、穏やかで寛大です。波風の立たないことを好み、辛抱強く落ち着いています。持久力もあるので、着実に物事を成し遂げられる信頼性の高さが魅力。動作や話し方はゆっくりとしてい

カパを花にたとえると……。

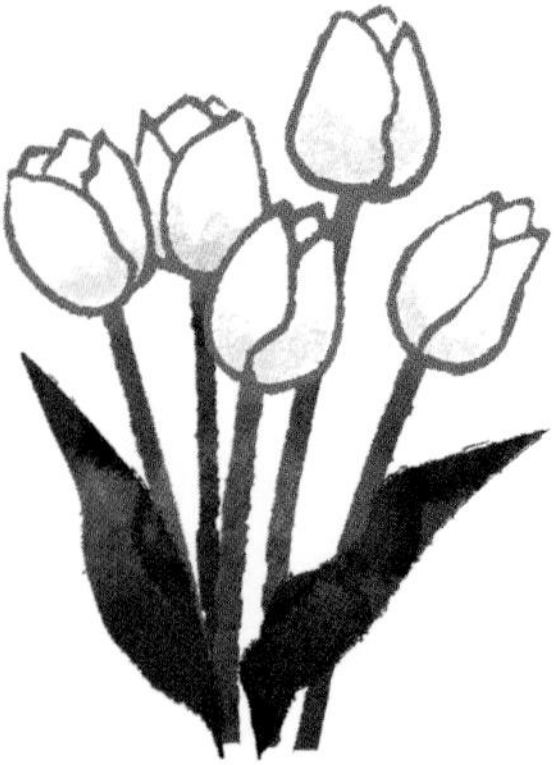

「チューリップ」

母のような安心感のあるカパ。花にたとえるなら、大きな球根が大地に根づいた、誰からも好かれる春の花、チューリップでしょう。色は白がカパをあらわします。

て、物覚えなども速くはありませんが、一度覚えたことは忘れないタイプ。頑固で保守的なところもあります。また、何事も溜め込む傾向があるので、お金などを貯めることも得意です。

しかし、カパが増え過ぎると、怠惰で鈍感になりがち。思考が鈍くなって大雑把になったり、活動する意欲がなくなって抑鬱状態になりやすいでしょう。もち前の辛抱強さが裏目に出て、執念深くなることもあります。その結果、愛欲におぼれたり、独善的で保守的な一面が出ることもあります。

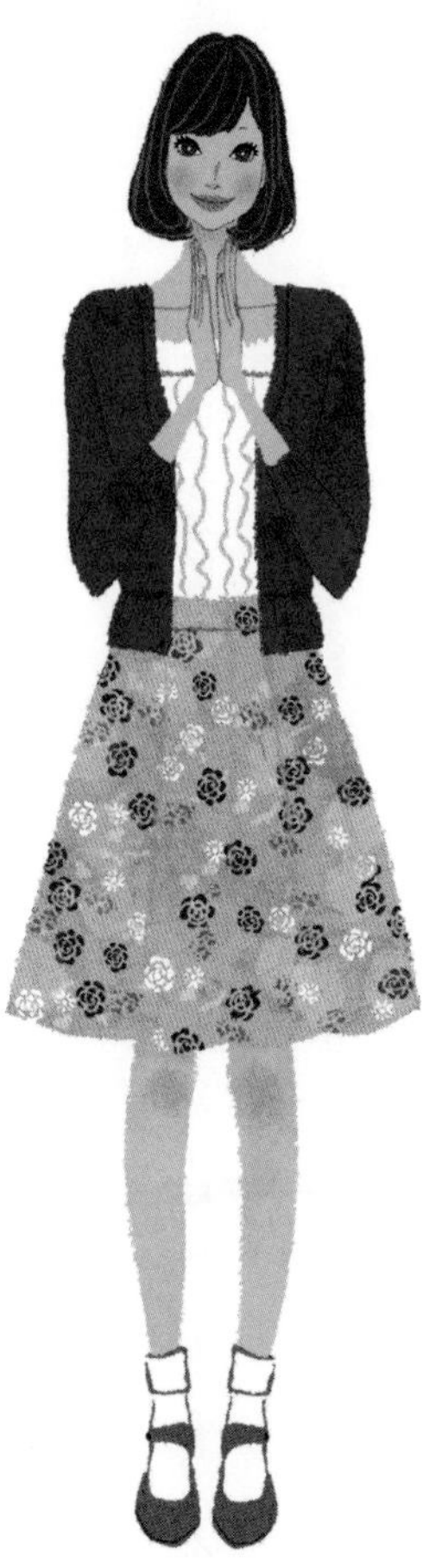

溜め込みやすい性質が不調時の体にあらわれる

安定と重さという性質をもつ地のエネルギーによって、カパの人は体格がよく持久力も高いのが特徴です。カパは構造作用をもつので、筋肉や臓器が発達しており、グラマーな人が多いでしょう。白くて滑らかな肌に、しっとりとした黒髪と大きな目、長いまつ毛が映えます。冷たく湿った皮膚に血管などは見えず、体臭もほとんどありません。

いっぽうカパがアンバランスになると、地のもつ重さや遅さなどの性質で、だるさや眠気があらわれます。ついついいつまでも眠ってしまったり、少し食べただけでも太るようになり、むくみも出やすくなります。痰や鼻水などが出やすく、アレルギー性鼻炎や鼻づまりに悩まされがち。気管支炎や喘息などの呼吸器疾患全般にかかりやすいほか、湿気に弱いため関節の異常も起こしやすいでしょう。

体 ❋ Body

体力・持久力がある。体格がよく、太りやすい。糖尿病・呼吸器疾患になりやすい。

性格 ❋ Character

落ち着いた心をもっている。慈愛に満ちていて献身的。辛抱強く着実。頑固で保守的。鈍感で大雑把。

適した仕事 ❋ Work

看護士、管理者、料理家、建築家、
カウンセラー、肉体労働者、辛抱強さを生かした仕事

バランスを崩しやすい 時間・季節・年齢 ❋ Unbalance Of Time, Season, Age

時間は6時〜10時、18時〜22時。季節は春。
年齢は若年（0〜25歳）。

複合タイプ

多くの人の場合、当てはまる本質はひとつではなく複合しています。それぞれの長所と短所を兼ね備えた場合の傾向を見てみましょう。

ヴァータ・ピッタタイプ

風の冷たさと、火の熱さをあわせもつため、冷え性ながらも暑さには耐えられない人です。ピッタとヴァータに共通する、軽さという質が強調されることに加え、熱と鋭さという火のエネルギーによる性質と、速さと活発さという風のエネルギーによる性質を発揮。分析力や想像力、実践力が優れ、直感も冴えています。

ただし、働きすぎるとヴァータが増え、情報に振り回されるとピッタが増える傾向に。そして、ストレスを受けることにより、不安と怒りが交互に訪れます。特に初秋に不調になりやすいでしょう。

Vata&Pitta

ピッタ・カパタイプ

火による代謝の活発さと、地のもつ頑強さがあり、暑さにも寒さにも強い丈夫な体をもっています。また、精神的にもうまくバランスを保つことができるタイプ。そのコンビネーションのよさから、あらゆる場所で成功する人が多いでしょう。しかし、自信過剰と自己満足に陥ることが多く、仲間が多くないという傾向もあります。

また、火と地に共通する油性や湿性という特徴のため、炎症や肥満を引き起こしやすい人です。特に梅雨や台風の時期に体調を崩しやすいでしょう。

Pitta&Kapha

ヴァータ・カパタイプ

水と風に共通する、冷たさの性質が際立ち、心も体も冷たさに弱い人です。体はスリムで冷たく乾燥していて、体重が変動しやすいのが特徴。地のエネルギーがもつ慈愛深さや粘り強さにより、平和主義な反面、火のエネルギーが少ないため、怒りの感情を我慢してしまう傾向があります。風と地という相反するエネルギーをあわせもつため、すばやさの中にも落ち着きと着実さを発揮しますが、人から統一感がないように思われることもあります。

また、病気では、カパ的な気管支炎、鼻炎、またヴァータ的な冷え症や便秘になりやすく、特に初春に体調を崩すことが多いので注意しましょう。

Vata&Kapha

ヴァータ・ピッタ・カパタイプ

心身ともに、それぞれの本質のよさを表現できる珍しいタイプの人で、それぞれの本質の特徴を均等にあわせもっています。あるときは風のもつ軽やかさと発想の豊かさ、そしてあるときは、火特有の鋭い知性や柔軟性を発揮。またあるときには、水のもつ持久力の高さや地のもつ慈愛の深さをあらわすことができるのです。

ただし、よい面をあわせもっていることと裏腹に、アンバランスになるとすべてのマイナス面があらわれるという欠点もあります。もともと病気にはなりにくいものの、すべての本質のかかりやすい病気に注意が必要で、どの季節にも不調になることがあります。

Vata&Pitta&Kapha

Living

時間と年齢が心と体に与える影響

1日の中の時間帯によっても、一生の中の年齢によっても
優勢になる性質やエネルギーは移り変わっていきます。

優勢な性質やエネルギーの移り変わりのポイントは？

あなたがどの本質でも、時間帯や年齢によって、それらのもつ性質と同じ影響を受けると、アーユルヴェーダでは考えます。

カパが優勢な早朝は、地と水のエネルギーにより、本来であればみずみずしく穏やかな時間帯。ですが、カパが強すぎるとすべての動きが減速されて体が重くなります。そして、昼に向かうと火のエネルギーが強くなり、新陳代謝も高まります。夕方にかけてヴァータが増えると、風のエネルギーの影響を受け活動的に。

また、静かな夜のカパの時間、成長ホルモンが活発になる夜中のピッタの時間、瞑想に向

く早朝のヴァータの時間と、もう一度同じサイクルが繰り返されます。
　年齢によっても、エネルギーのバランスは変化します。体の構造を作る若年期はカパの地と水、活動的になる青壮年期ではピッタの火と水、体が縮み乾燥してくる高齢期ではヴァータの風と空のエネルギーが優勢となるのです。

1日の性質やエネルギーの移り変わり

1日24時間の中には、３つの性質とエネルギーが移り変わるサイクルがあります。

日中のピッタ
攻撃的な火と水の特徴があらわれ、イライラしがち。行動的で頭脳的になる時間。

朝のカパ
地と水の緩慢さから、体が重く眠気がとれにくい。気分が憂鬱になり食欲もない。

日中のヴァータ
風と空のもつ不規則性から、発作的な行動やまとまりのない思考に翻弄されることも。

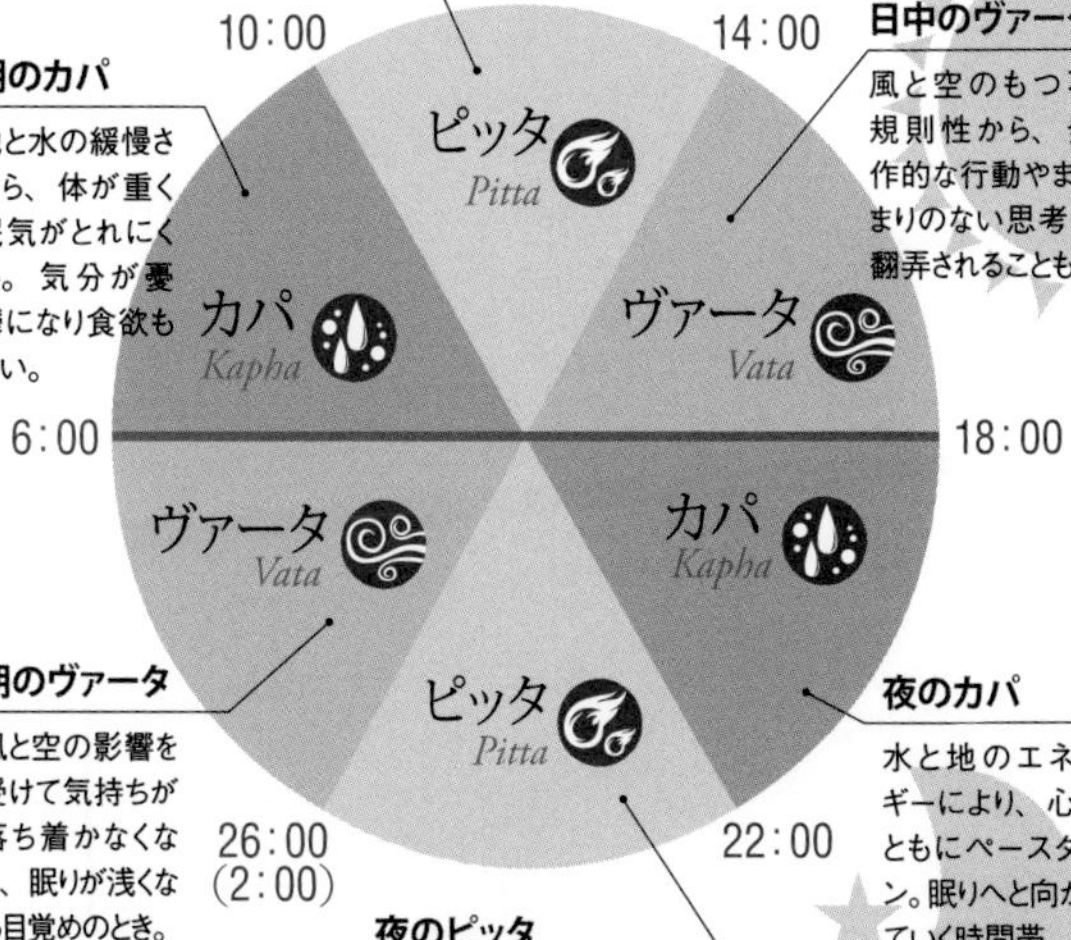

朝のヴァータ
風と空の影響を受けて気持ちが落ち着かなくなり、眠りが浅くなる目覚めのとき。

夜のカパ
水と地のエネルギーにより、心身ともにペースダウン。眠りへと向かっていく時間帯。

夜のピッタ
火と水のエネルギーで代謝と変換が行われる。熟睡し、美肌をつくる時間帯。

年齢による性質やエネルギーの移り変わり

年を重ねることでも性質やエネルギーのバランスは変化します。
年齢に合わせたライフスタイルを送りましょう。

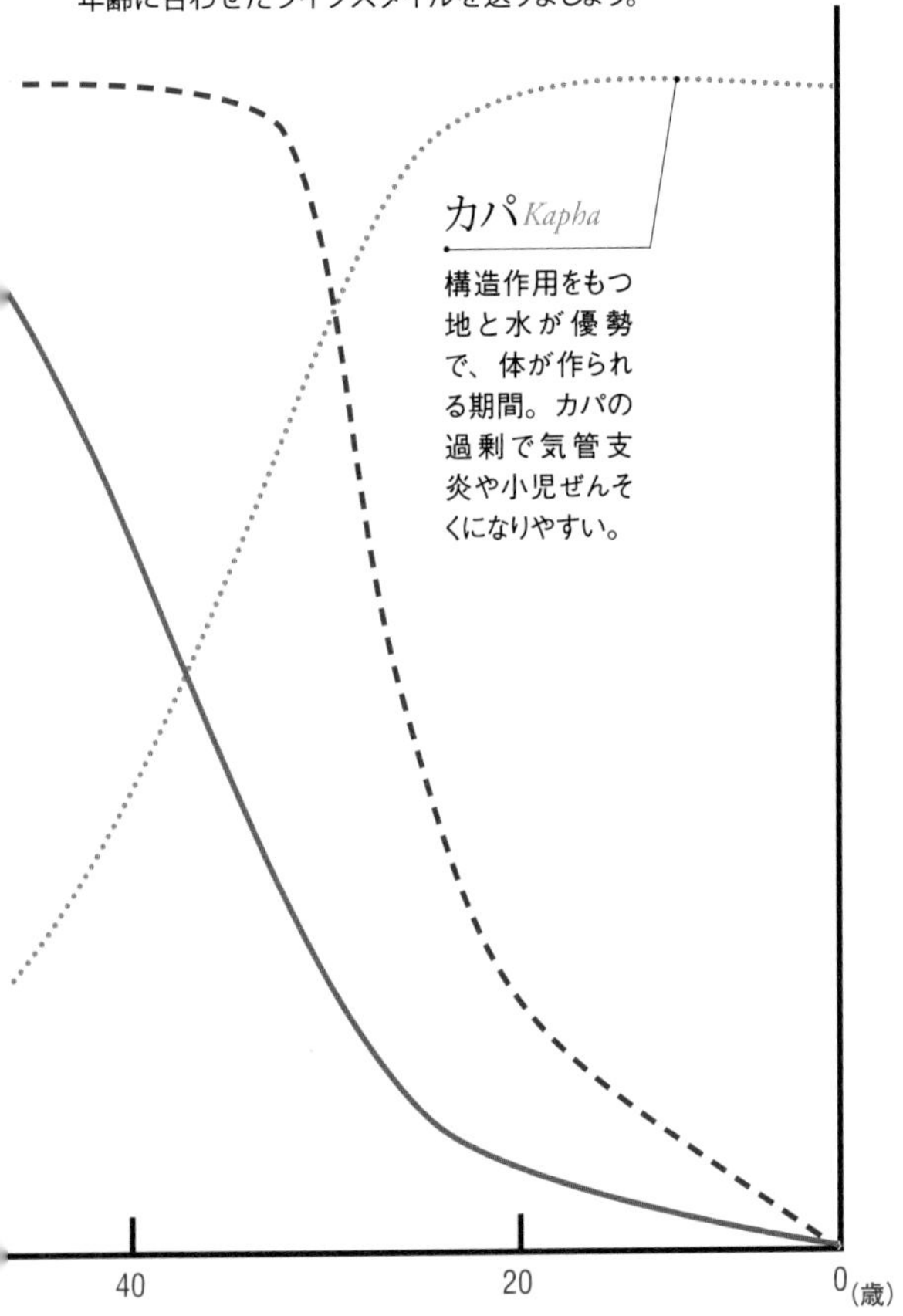

カパ Kapha
構造作用をもつ地と水が優勢で、体が作られる期間。カパの過剰で気管支炎や小児ぜんそくになりやすい。
40
20
0（歳）

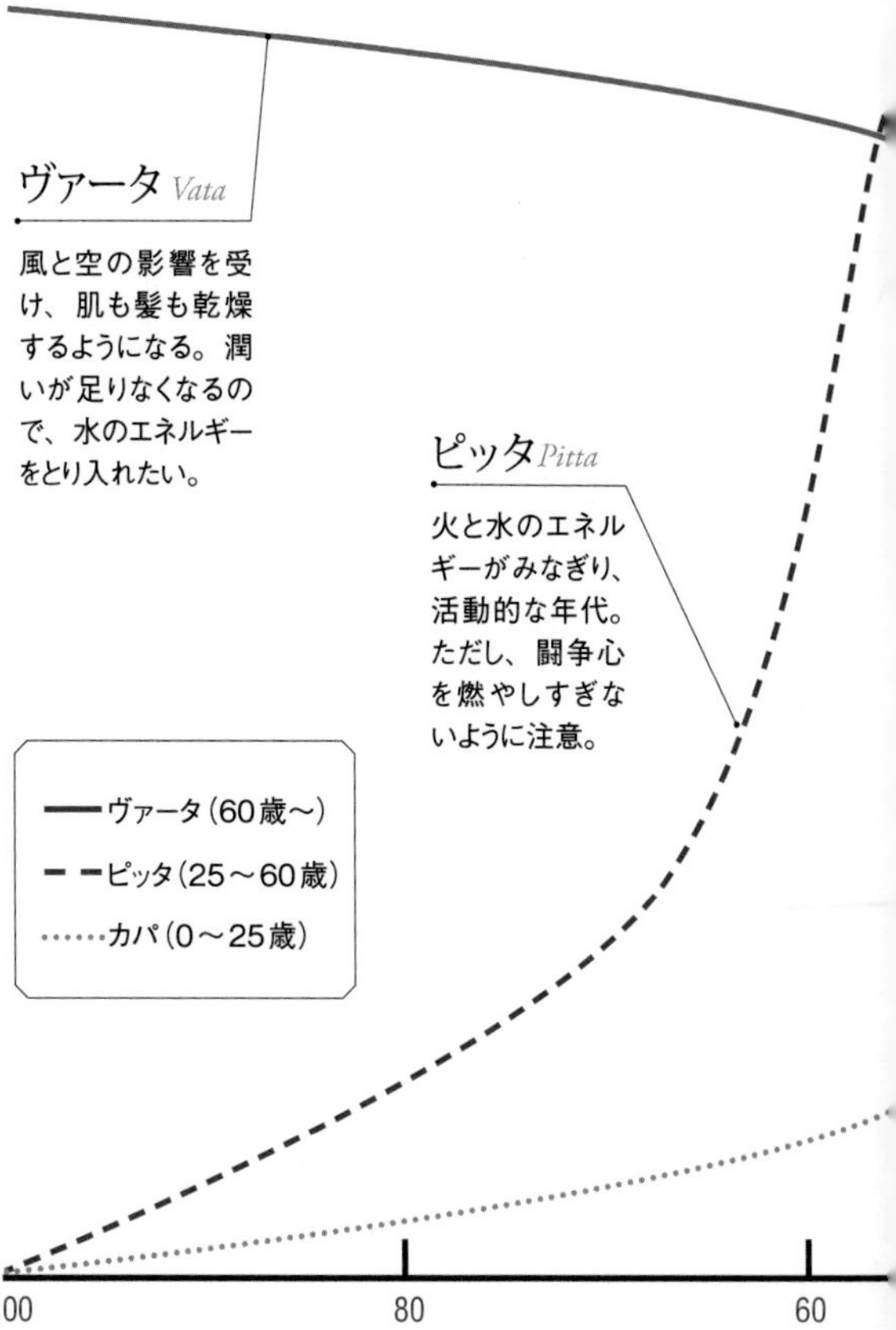
ヴァータ Vata
風と空の影響を受け、肌も髪も乾燥するようになる。潤いが足りなくなるので、水のエネルギーをとり入れたい。
ピッタ Pitta
火と水のエネルギーがみなぎり、活動的な年代。ただし、闘争心を燃やしすぎないように注意。
ヴァータ（60歳〜）
ピッタ（25〜60歳）
カパ（0〜25歳）
100
80
60

Living

季節による心と体の変化

季節ごとの心身の変化の法則を知り、
上手にバランスをとるためのライフスタイルを実践しましょう。

季節のサイクルとライフスタイルの知恵

地、水、火、風、空の5つのエネルギーの働きは、季節の変化も作り出します。季節による働き方の法則を理解すれば、その時期の不調を乗り切ることができます。変化に応じてライフスタイルを調整することで、うまく均衡を保ちましょう。

たとえば、冬の間の食べ過ぎや運動不足で増えたカパが溶け出てくる春は、水分の分泌過剰による花粉症などが起こります。夏の高温多湿でピッタが増えてくると、火と水の性質により、下痢や食欲低下、湿疹などを引き起こすことも。ヴァータが増える秋から冬にかけては、風の影響で乾燥性皮膚炎や腰痛になりやすいため、保湿と保温を心がける必要があります。

また、季節の変わり目には、前の季節で体内に蓄積した過剰なエネルギーと未消化物を浄化するデトックスがおすすめです。そのひとつが106ページで紹介する断食法。エネルギーの変化を自分の中で上手に受け流す知恵として活用しましょう。

季節による性質やエネルギーの移り変わり

1年を大きく3つに分けると、各性質とエネルギーが優勢になる時期は左図のようになります。

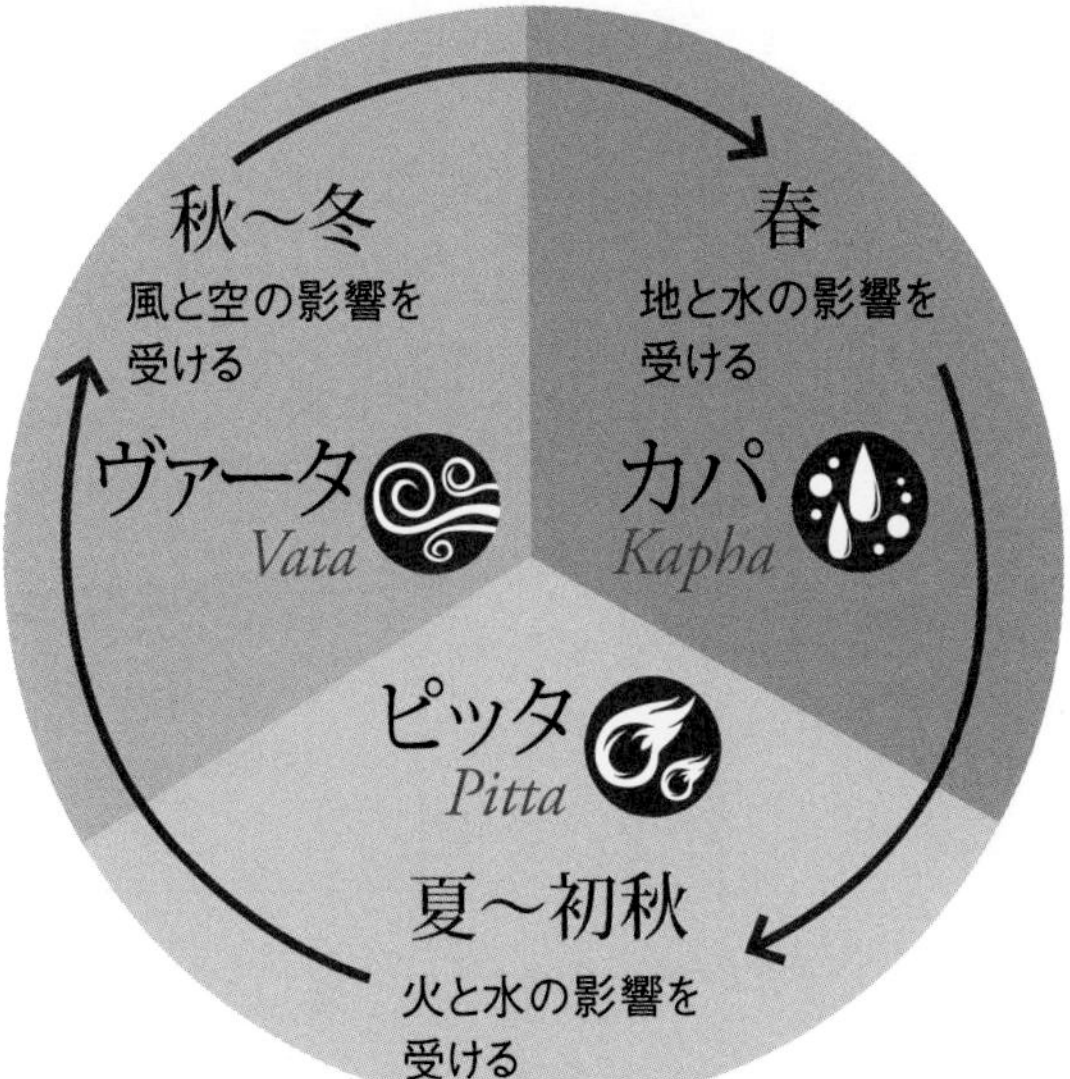

春

（2月中旬～5月初旬）

不調
- 鼻炎
- 花粉症
- 気管支炎

不調が出やすい部分
- 鼻
- 胸部
- リンパ節

作用
- 下向きの作用
- 構造作用

固まっていた地と水が活動しはじめる春

冬に積もった雪が溶け、固くなっていた大地がぬかるんで植物が芽吹きはじめる春。水と地のエネルギーをもつカパの季節です。「春眠暁を覚えず」のことわざがあるように、だるさが抜けず眠気がとれにくいことがあります。

重さが助長される理由のひとつは、冬の間に油分の多いものを食べすぎ、カパが蓄積されることだと考えられるでしょう。

梅雨

（6月初旬〜7月中旬）

不調
- だるさ
- 鼻炎

不調が出やすい部分
- 鼻
- 胸部

作用
- 下向きの作用

水のエネルギーが蓄積され重さやだるさがあらわれる

雨が続きじめじめと湿った日が続く梅雨は、3つの性質すべてのバランスが崩れやすい時期です。特に、雨は水のエネルギーのため、体が重だるくなってしまいます。水のエネルギーが強過ぎると火を消してしまうため、消化不良にもなりやすいでしょう。

春の間に汗をかくような運動を心がけて水のエネルギーを減らせば、不調を軽くできます。

夏

（7月中旬〜9月上旬）

不調

- 消化器系疾患
- 皮膚疾患

不調が出やすい部分

- ウエスト周辺
- 皮膚
- 眼

作用

- 変換作用
- 熱を作る作用

火のエネルギーが高まり体力が消耗しやすい

火と水のエネルギーが強くなるピッタの季節。火のエネルギーによって代謝が促進され、体力が消耗するため、疲れやすくなります。

涼しい環境で過ごすことは、火を高めすぎないために効果的です。しかし、体を冷やしすぎたり冷たいものを飲みすぎたりすると、水が増えすぎて消化の火を減らし、食欲が落ちる原因になるので注意しましょう。

秋

（9月中旬〜11月中旬）

不調
- 下痢
- 不眠
- 抑鬱

不調が出やすい部分
- 腹部
- 骨盤周辺
- 大腸

作用
- 運動作用
- 動きを作る作用
- 代謝作用

環境も気持ちも変化しやすい季節

厳しい暑さから解放される秋は、ピッタの影響を受けながら、ヴァータの働きも出はじめる季節。移り変わりやすい風と空のエネルギーで、芸術的意欲がでますが、情緒不安定になることも。

気候が変化しやすく、風邪や扁桃腺炎などになりやすい時期です。これは夏にピッタが増え、体内に溜まることが原因。体を温め、適度に汗をかきましょう。

冬

（11月中旬〜2月初旬）

不調
- 肌の乾燥
- 便秘

不調が出やすい部分
- 下腹部
- 末梢部
- 腰

作用
- 消耗作用
- 分散作用

カパの蓄積による心身の不調に注意して

空気が冷たくなり、乾燥が強くなる冬。寒さが厳しくなるとともに、ヴァータの影響が強くなります。消化力が高まっているので、食欲も旺盛に。ただ、冬の味覚には油分（水）のあるものも多く、食べすぎると地と水のエネルギーが増え過ぎる可能性があります。

カパが過剰になると、これから迎える春のだるさや鼻炎などの原因になるので注意が必要です。

Column

日本ならではの習慣とアーユルヴェーダ

日本の習慣においても、アーユルヴェーダ的に考えて、実に理にかなっていることがあります。

その代表例が、冬の食卓の風物詩、お鍋。これは冬に過剰になりやすいヴァータを調えます。まず、ひとつの鍋を囲んで家族や仲間が集うことは、散りがちなヴァータを鎮めます。また、お鍋の湯気は乾燥したヴァータを潤わせます。さらに、和気あいあいと食べることは、孤独や不安に陥りやすいヴァータを安定させるのです。

四季の習慣もエネルギーの変化でとらえ、アーユルヴェーダ的な生活に生かしましょう。

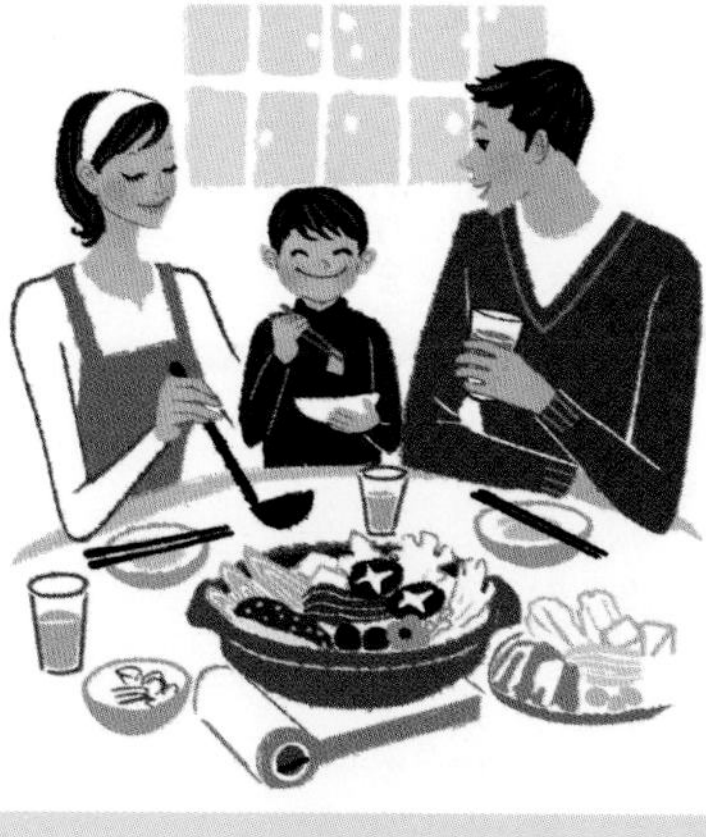

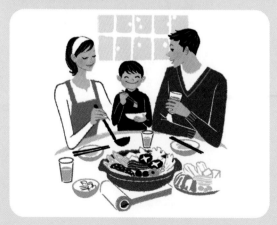

Living

気候と土地が心と体に与える影響

晴れの日と雨の日、そして、都会で過ごす日と自然の中で過ごす日。心と体にどのような影響を与えるのでしょうか。

環境のもつエネルギーが私たちに与える影響

天候や土地には、それぞれ特徴的なエネルギーの傾向があります。住む場所、過ごす場所の環境によって、私たちの心と体は知らず知らずのうちに影響を受けているのです。環境のもつ温度や湿度、過密度などは、地、水、火、風、空の5つの自然エネルギーのバランスを大きく左右します。天気が変わったり、気候の違う土地に行くと気分や体調が変わるのは、そのためです。

天候のエネルギー

雨

水のエネルギーが強くなる雨の日。特に春の雨は、カパの性質が引き出されやすい上に、水の力が助長されやすくなります。体は重だるくなり、気持ちも浮かなくなりやすいでしょう。

晴れ

よく晴れて暑い日はピッタが増加。晴れても風の強い日などは、ヴァータが増加。風によって、やや焦りやすく小走りになりがちです。冷えやすく、また、肌が乾燥しやすいでしょう。

土地のエネルギー

都会、人や物の多いところ

アスファルトが広がる都会は、地のエネルギーによる安定感が覆い隠されてしまうため、不安な気持ちになりやすく、忍耐力に欠けます。殺伐とした気持ちになりやすく、さらに孤独感も引き起こされやすいでしょう。また、人が多過ぎることから、言い争いなども起こりやすくなります。たとえば、朝のラッシュアワーは代表例。たくさんの人が電車に詰め込まれていると、むんむんとした空気の中で、火と水の性質が強くなっていきます。その結果、イライラとした気持ちが交差しやすくなってしまうので、注意しましょう。

自然の多いところ

地、水、火、風、空、すべてのエネルギーが満ちている自然の中での生活は、心身のバランスが調います。畑作業で土に触れることで、地のエネルギーを受けとることができますし、水辺を歩けば水のエネルギー、太陽の光を浴びれば火のエネルギーを感じることができるでしょう。広々とした空間で心地よいそよ風にあたれば、空と風のエネルギーもとり入れることができます。このように自然環境は、常に変化しながらも絶妙なバランスで、すべての性質を備えているため、私たちの性質の乱れを調えてくれるのです。

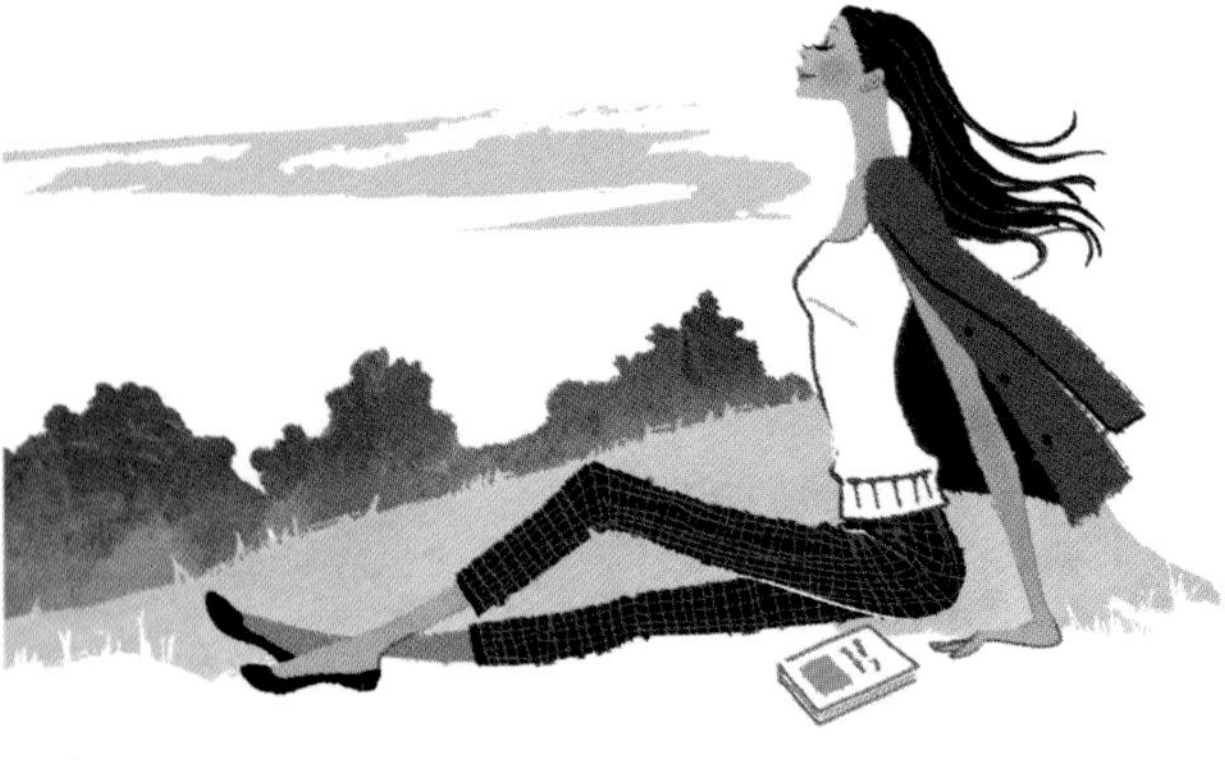

part ②

アーユルヴェーダ式
食生活

FOOD

Food

アーユルヴェーダの食事とは？

食事はアーユルヴェーダの基本のひとつ。体の入り口の〝口〟に何を運ぶかによって、心身に大きな影響があると考えます。

Q アーユルヴェーダって食事にも関係あるの？

A 食べもののもつ属性が私たちの心と体に影響すると考えます

関連ページ▼86ページ

心身のバランスをとり、自分の本来のよさを引き出そうとするアーユルヴェーダでは、食べものも、そのバランスに影響していると考えます。たとえば、火のエネルギーをたくさんとると体内に火のエネルギーが増え過ぎて、イライラにつながると考えます。バランスをとるための食材や食べ方は、智恵の基本です。

Q 食べものは体にどう影響する？

A 体を温めたり冷やしたり性質のバランスを調えたり崩したりします

関連ページ▼86ページ

食べものは胃に入ると、体を温めたり冷やしたりする作用をもち、各性質に働きかけます。たとえば、乾燥しやすいヴァータが増え過ぎてしまったときに、水のエネルギーをもつみずみずしい食べ物をとると、ヴァータが抑えられ、体内のバランスが調います。

Q アーユルヴェーダ的食生活の基本的な考え方は？

A すべての食べものは薬と考えます

関連ページ▼86ページ

野菜やスパイスなどは、体を温めたり、冷やしたり、毒を出したりするため、すべて薬だと考えます。それらの作用を知り、心や体の状態にどう影響するのかを考慮して、各本質に合わせて食べものを選びます。また、未消化物（アーマ）が病気のもとになると考えるため、各本質の消化力に合った食生活をすすめています。

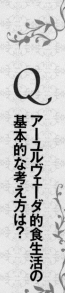

Q 食べるときに注意することは？

A 腹八分目にし未消化物を出さないようにします

関連ページ▼90ページ

食事は「いただきます」と感謝して、「おいしい」と楽しみながら食べることが大切です。満足感を得ると、体がきちんと食べものを消化してくれます。また、よくかんで腹八分目を守り、未消化物（アーマ）を発生させないようにすることも重要です。

Q どんな食べものを食べるといいの？

A 旬の食べものをすすめています

関連ページ▼110ページ

旬の食べものは、その時期の私たちが必要なエネルギーをもっていて、季節ごとのバランスをとってくれます。たとえば、春に出回る山菜は春のカパに有効な苦みを含んでいるため、積極的にとるようにするのです。

Q なぜバランスよく食べることが大切なの？

A 偏食は体だけでなく心のバランスも崩すからです

関連ページ▼274ページ

アーユルヴェーダでは、食べものは心にも影響すると考えます。同じ作用をもつものばかりを食べると、攻撃的になったり、やる気がなくなったりしてしまうのです。バランスのとれた食生活で、心のバランスもとっていきましょう。

Q 質素な食事法でお腹が減るのでは？

A 菜食主義ではありませんしバランスよく食べるので心配ありません

アーユルヴェーダは、菜食主義でヘルシーなものや、カレーなどのスパイシーなものばかりを食べたりするのではと思うかもしれませんが、それは間違い。1食で6つの味をバランスよくいただくため、満足感が引き出され、「別腹」で何かを食べることもなくなるでしょう。

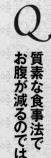

Food

6味6属性で考える食事

アーユルヴェーダの食事法では、食べものの心と体への作用を知って、6味と6属性を意識してバランスよく食べるよう心がけることが大切です。

食べながらバランスをチェックしましょう

アーユルヴェーダでは、すべての食べものには甘味、酸味、塩味、辛味、苦味、渋味の6種類の「味」と、重性、軽性、油性、乾性、熱性、冷性の6種類の「属性」があると考えます。それぞれの味と属性が心や体に影響し、バランスを調えるのです。

これらはヴァータ、ピッタ、カパの3つの性質に対して異なる働きをします。甘味、酸味、塩味がヴァータを減らし、カパを増やします。辛味、苦味、渋味はヴァータを増やし、カパを減らします。ピッタを減らす味は甘味と苦味、渋味で、酸味、塩味、辛味はピッタを増やします(88ページの表を参照)。

この作用をふまえ、自分の状態に合わせて、6味、6属性を意識して食事をとれば、心や体のアンバランスを防ぐことができます。たとえば、ヴァータが増えている場合は、6味のうち、ヴァータを抑える甘味、酸味、塩味は多めにとり、辛味、苦味、渋味は少量でかまいません。

アーユルヴェーダが最も重視しているのは昼食です。ですから、忙しくてなかなか食事を気遣えない人も、まずは昼食で6味6属性の法則を意識して食事をとるようにしましょう。

なかには、6味6属性の法則に当てはまらない食べものもあります。その代表的例ははちみつ。はちみつは、甘いのに体を冷やさないため、カパを増やさず、逆にカパを減らし、肥満治療にも役立つといわれています。ただし、はちみつを加熱すると酵素の働きが弱まってしまい、毒素を溜めるので注意しましょう。

食物の６味とその作用

味（ラサ）	もっている力（薬力源※）	作用 V	P	K	食物や薬草の例
甘味	冷ます	↓	↓	↑	米、小麦、牛乳、砂糖、大麦、ココナッツ、かぼちゃの種子
酸味	温める	↓	↑	↑	酢、梅干し、チーズ、ヨーグルト
塩味	温める	↓	↑	↑	漬けもの、醤油、塩、昆布
辛味	温める	↑	↑	↓	ショウガ、コショウ、ワサビ、トウガラシ、香辛料
苦味	冷ます	↑	↓	↓	緑葉野菜（ホウレン草など）、ニガウリ
渋味	冷ます	↑	↓	↓	豆類、渋柿、緑茶

※薬力源とは、体を温めたり（熱性）、冷ましたり（冷性）する作用のことを指します。

食物の６属性とその作用

属性	食物の例	作用 V	作用 P	作用 K
重性	チーズ、ヨーグルト、小麦	↓	↓	↑
軽性	大麦、ホウレン草、コーン、リンゴ	↑	↑	↓
油性	乳製品、油、油性食品	↓	↓	↑
乾性	大麦、コーン、ジャガイモ、豆類	↑	↑	↓
熱性	温度の高い飲食物、スパイス類	↓	↑	↓
冷性	冷たい飲食物、緑黄色野菜、キュウリ	↑	↓	↑

Food

毒を溜めない食事法

近年「デトックス」や「毒だし」が話題になっていますが、それはもともとアーユルヴェーダからきた考え方。その基本の食べ方と注意点を紹介します。

食べ合わせと食べ方にも気をつけて

アーユルヴェーダの生まれ故郷・インドには、食べ合わせという考え方があります。例えば、牛乳は食べ合わせが難しい飲みものとして知られています。牛乳は胃の中でほかのものが一緒になると、消化が遅くなり、未消化物(アーマ)として体内に溜まり、体調を崩しやすくなってしまうからです。魚、肉、酸味のあるものなどは牛乳と食べ合わせが悪い食品。未消化物は、「毒」になると考えます。

さらに、各本質によっても、注意点があります。自分の本質と同じ性質をもっている食べものや食べ方は、その性質を増やし過ぎてしまうことがあり、「毒」になりやすいと考えるのです。

各本質ごとに気をつけたいポイントは？

では、どんな食べ方や食材が「毒」となってしまうのでしょう。

ヴァータが増えているときは、心配事は忘れて食事に集中しましょう。コーヒーなどの苦いもの、冷たいもの、フランスパンのような固いものも、ヴァータと同じ質の食べものなので避けましょう。

ピッタが増えているときは、人の悪口や批判をいいながら食べないように特に気をつけましょう。食べものでは、辛いもの、塩辛いもの、塩分、肉、魚などをとりすぎるのもよくありません。

カパが増えているときは、ダラダラと食べないように。食べものでは、ケーキなどの甘いもの、揚げものなどもカパを増やしてしまいます。

毒を溜めない食事法

誰にでもあてはまる食事のとり方を知り、
毒（未消化物）を溜めないようにしましょう。

① 腹八分目

暴飲暴食せず、ひと口ひと口大切に食べましょう。

② 食事のバランス

６味・６属性のバランスを意識していただきましょう。

③ 自分のお腹に聞いて食べる

摂取量には個人差があります。心身が喜ぶように量を調節しましょう。

④ 規則的な時間に食べる

毎日決まった時間に食事をすることで、体にリズムを与えましょう。

⑤ よくかむ

1口30回くらいはかみましょう。

⑥ 食事は瞑想

マイナスの感情をもつことなく、今、このときを楽しみましょう。

⑦ 身《しん》土《ど》不《ふ》二《じ》

自分が住んでいる場所に近いところで採れた、旬のものをいただくように。

⑧ 季節と時間

本質や季節、体調を考慮して、代謝や消化力に応じた食事を。

⑨ 自分に合った調理法を知り、選ぶ

自分の本質や、時間帯や季節に合わせ、焼く、炒めるなど調理法を選びましょう。

⑩ 似たものは似たものを増やす法則に気をつける

食べもののもつ性質をよく知り、その時の自分に合うものを食べる。

毒になる! こんな食べ方はNG!

毒となる食べ方は本質で変わります。
それを踏まえ、以下の食べ方は避けましょう。

ヴァータ

- ✕ 消化力を考慮せず、生ものや冷たいものを食べる
- ✕ 渋いお茶やコーヒーなど、苦味や渋味のある刺激物を食べる
- ✕ シリアルやクラッカーなど、乾燥して硬いものを食べる

ピッタ

- ✕ トウガラシなどの辛い刺激物を多くとる
- ✕ 満腹感を十二分に得るまで食べ過ぎる
- ✕ 肉や魚、酸っぱいものや塩味のものなどを多くとる

カパ

- ✕ 昼食後に昼寝をしたり、ダラダラと食べ続けたりする
- ✕ 甘味、塩味、酸味ばかりを好んで食べる
- ✕ 冷たいもの、揚げもの、果物を多く摂取する

Food

本質別の食事のとり方

アーユルヴェーダでは、本質や体調別に食事のとり方を変えます。ここでは、本質別に気をつけたい食べ方、食材を紹介します。

本質ごとの消化力に見合った食生活を

食べものの消化吸収には、個人差があります。近年の欧米における肥満の研究では、遺伝子型によってバナナ型、洋ナシ型、リンゴ型という3つの肥満型に分けられ、それぞれに合ったダイエットをしないと、効果的にやせられないことがわかってきました。個々の体質によって代謝量が異なるため、それに応じた生活指導が必要なのです。

インドでは、驚くべきことに3500年以上前からそうした個人差に応じた治療が行われていました。それこそが、ヴァータ、ピッタ、カパの3つの本質や、その日の体調に応じてバランスをとっていくアーユルヴェーダの食事法です。

前述のバナナ型、洋ナシ型、リンゴ型は、それぞれヴァータタイプ、ピッタタイプ、カパタイプに近い概念ととらえることができます。

これから紹介する本質別の食事を心がけ、消化力に応じた食事をとって、体内に毒を溜めず、病気にならない生活をしましょう。

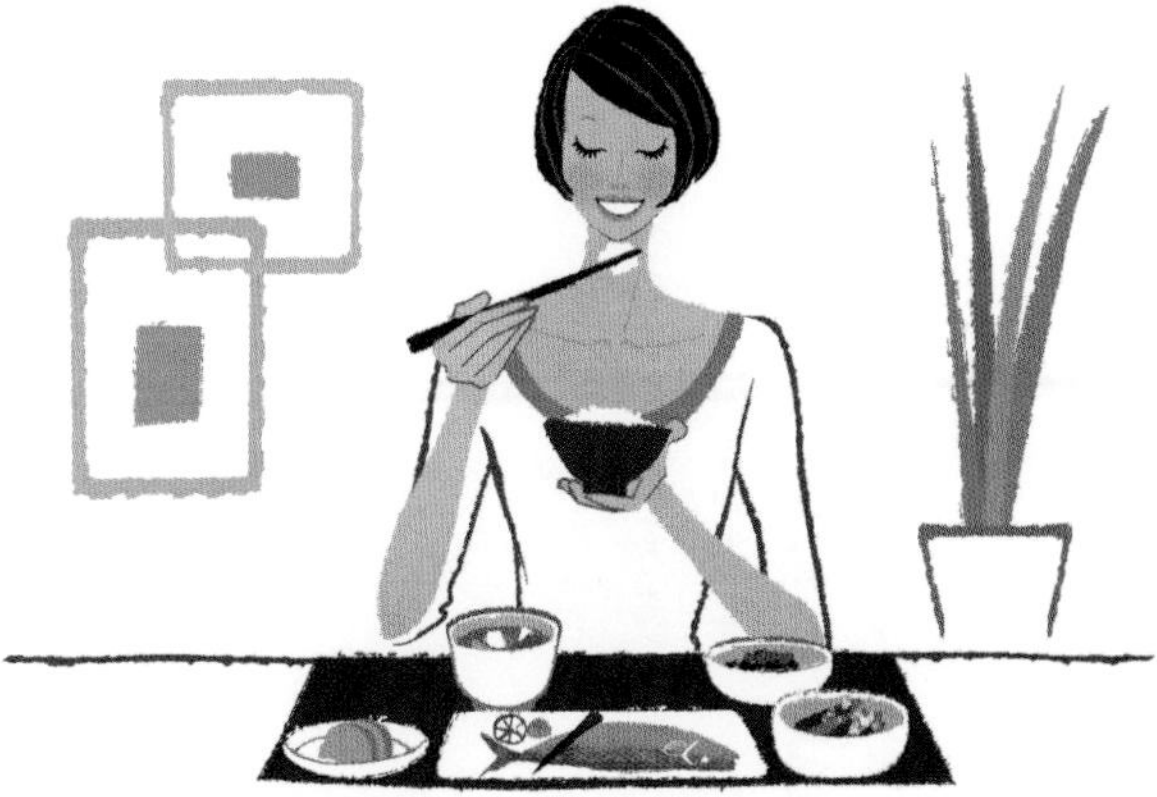

ヴァータの人の食べ方

食べものも食べ方も、風と空のエネルギーが増えないように注意しましょう。消化力が弱いことを考慮し、調理法にも気をつけることをおすすめします。

風のエネルギーを受けすぎないように注意

ヴァータを増やしにくい食生活を心がけます。つまり、風と空のエネルギーがもつ、動性、軽性、乾燥性などの性質とは反対の属性の食材、食事法を選ぶことがポイントです。

また、規則正しい時間に食事をとることを心がけましょう。慌ただしく食べたり、食べ歩きをしたり、不規則な時間に食事をとったりすると、風のエネルギーを受け、ヴァータが増えてしまいます。ゆっくりと食べることも大切です。

調理方法にも気をつけましょう

冷性の食べものはヴァータを増やしますので、蒸したり油で炒めたりして必ず火を通し、温かいうちにいただきましょう。ヴァータの人は消化力が弱いので、生ものは控えめに。また、カフェインなどの刺激物で体調を崩しやすいため、とり過ぎないよう気をつけましょう。

6味では、甘味、酸味、塩味のものがおすすめです。甘味は体が求めるエネルギーを補給し、酸味は消化を助け、塩味は体の保湿を助けます。

積極的にとりたい食べもの

【味(ラサ)と属性】
- ❋ 甘味、酸味、塩味
- ❋ 重く、温かく、適度な油分、湿り気のある食べもの

【食材】
- ❋ やわらかく炊いた玄米
- ❋ 肉、ゴマ製品
- ❋ 適量のナッツ、適度なスパイス、ギー
- ❋ 大豆、豆腐製品
- ❋ すべての油、白砂糖を除く甘味
- ❋ 熟した果汁の多い果物
- ❋ 白湯、温めたフルーツジュース

控える食べもの

【味(ラサ)と属性】
- ❋ 渋味、辛味、苦味の多いもの

【食材】
- ❋ 生野菜など生の食べもの
- ❋ 冷凍食品、冷たい食べもの
- ❋ コーヒーなど苦味のもの
- ❋ シリアル、ドライフルーツなど、乾燥した食べもの
- ❋ じゃがいも

とり入れたい調理法

- ❋ 加熱する
- ❋ 油で炒める

ピッタの人の食べ方

体や心を穏やかにするもぎたての野菜などをとり入れ、ピッタを増やしすぎないように気をつけましょう。

体を熱くする食べものの食べ過ぎに注意

熱性、鋭性、微油性、動性など、火のエネルギーをもつピッタの人は、熱い食べものや、ピリ辛のスパイスに注意しましょう。ピッタの人は体力や消化機能に優れ、代謝が活発です。そのため食事の量が多く、体重の増減が激しいことがあります。規則正しい食生活はもちろんのこと、量を控えめにすることも大切です。また、怒っているときや、イライラしているときに食事をしないよう心がけてください。

食材と食べ方に注意し ピッタを増やさないように

ピッタのバランスをとる食材の味は、甘味、苦味、渋味です。それらの味をもつ野菜や、果物がおすすめです。消化力が高いときは、生で食べるとピッタの熱性を抑えることができますが、冷た過ぎるものには注意が必要です。

ピッタを増やす食材の味は、辛味、塩味、酸味です。塩分の多い食事はピッタを増やし、高血圧や湿疹を起こす可能性がありますので、控えるようにします。

積極的にとりたい食べもの

【味(ラサ)と属性】
- 甘味、苦味、渋味
- 重い、冷たい、油性のある食品

【食材】
- 水、青汁、フルーツジュース
- 生野菜、果物、穀類、豆
- ギー、オリーブ油
- 冷ますハーブやスパイス(コリアンダーやフェンネル)
- 牛乳、バター、無塩チーズ
- 糖蜜とはちみつ以外の甘味
- 熟した果汁の多い果物

控える食べもの

【味(ラサ)と属性】
- 辛味、塩味、酸味

【食材】
- アルコール類全般
- 揚げもの、ヨーグルト
- 醤油、味噌、塩のとり過ぎ
- 卵、ナッツ類

とり入れたい調理法

- 蒸す
- 生のままいただく

カパの人の食べ方

体も心も重だるくならないよう、地や水のエネルギーはほどほどに。温かいものなど、火のエネルギーをとり入れましょう。

温かく消化のよい食事を心がけて

重性、冷性、油性、湿性という、地のエネルギーをもつカパの人は、それらの性質とは反対の食事を心がけます。火を通した温かい飲みものや食べものを中心に、少量で軽く、油分を抑えた食事が適しています。

夕食は温かい野菜スープなど、軽めにするとよいでしょう。夕食に限らず、体を温める食べものや、辛味の強いスパイスを効かせた食事がおすすめです。いずれもダラダラ食べるとカパに悪影響となります。

春先の時期は特に食事に気をつけたい

特に、冬から春にかけてのカパの時期は、カパを増やす甘味、酸味、塩味の食べものは少なめにしてください。また、トウガラシなどのスパイスは体を温めるので、カパの人に特におすすめ。いっぽう、食後に水分をとり過ぎるのはNGです。

体格がよいものの、未消化物を溜めやすいのがカパの人。間食は控えましょう。小食を心がけ、定期的にプチ断食をするなど、毒素を溜めないことが大切です。

控える食べもの

【味(ラサ)と属性】

- 甘味、酸味、塩味

【食材】

- 揚げものなど、脂っぽい食べもの
- 乳製品、肉類全般、ナッツ
- 果物、冷たいもの、冷凍食品
- 醤油、味噌、塩、ココナッツ油
- 砂糖類、卵

とり入れたい調理法

- 焼く
- 無水調理

積極的にとりたい食べもの

【味(ラサ)と属性】

- 辛味、苦味、渋味
- 軽く、熱い、乾燥した食品

【食材】

- 多種多様な温野菜、温かい食べもの
- 豆料理、豆乳
- スパイス、アーモンド油、コーン油
- 葉野菜、花野菜
- 熟した果物
- 低脂肪乳、熱いお茶、白湯

Food

デトックスをうながす飲みもの

食べものだけでなく、飲みものにも気をつけることで、
さらに効果的に毒を溜めない食生活を実現できます。

水と火の力で未消化物を解毒する白湯

体が重かったり、だるさを感じたり、舌ごけがとれにくいようなときには、体に未消化物(アーマ)があり、心身の働きを鈍らせています。

そんなときにおすすめなのが、白湯を飲むこと。白湯とは、80度くらいのお湯のことです。白湯には、水と火のエネルギーが詰まっています。火が消化や代謝のエネルギーを高め、水が排泄をうながします。病気のもとになると考えられている体内毒素を安全に浄化し、解毒することができるのです。

アーユルヴェーダでは、この白湯を一日1リットル以上飲むことを推奨しています。1リッ

トルというと難しく感じる人がいるかもしれませんが、1回トイレに行くごとにコップ一杯の白湯を飲むことを心がけるといいでしょう。白湯は、できれば軟水のミネラルウォーターを沸かしたものがおすすめです。
ただし、胃腸から出血があるなど、火のエネルギーが増えているときには白湯は控えましょう。

白湯の作り方

❶ 鉄瓶や土鍋に水を入れ、火にかけ、沸騰させる。

❷ 80 度くらいに冷ましてから飲む。

※一度に飲む量はコップ 1 杯程度で、残りは保温ポットなどに入れておく。
※一度沸かした白湯は、沸かし直さないほうがよい。

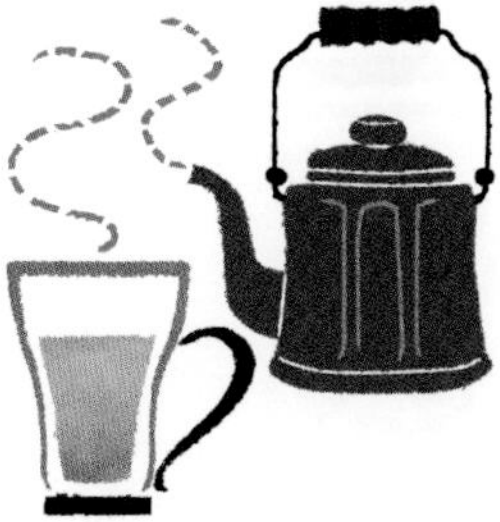

用意するもの

❊ 水。軟水がよい。水は水素＋酸素（H_2O）。よって水と空のエネルギーをもつ。

❊ 鉄瓶や土鍋（地を示す。沸騰によって火と風のエネルギーが増える）で沸かすとよい。

朝のジュースで軽やかに一日のスタートを

アーユルヴェーダの理論では、朝は消化力が弱まる時間帯です。消化しやすいものをとるようにしましょう。そこで朝食には、簡単に作れるジュースがおすすめです。

ジュースを作る際の注意点は、あなたがどのタイプであっても、氷を入れたり冷蔵庫で冷やしたりした、冷たいものは口にしないことです。なぜなら、カパの時間である朝にそれらをとると、余計にカパのエネルギーが停滞してしまい、重だるくなってしまうからです。いっぽう、ぜひジュースに入れたいのはショウガ。体を温め、解毒や消化をうながす性質があるため、朝の消化力を高めることができます。

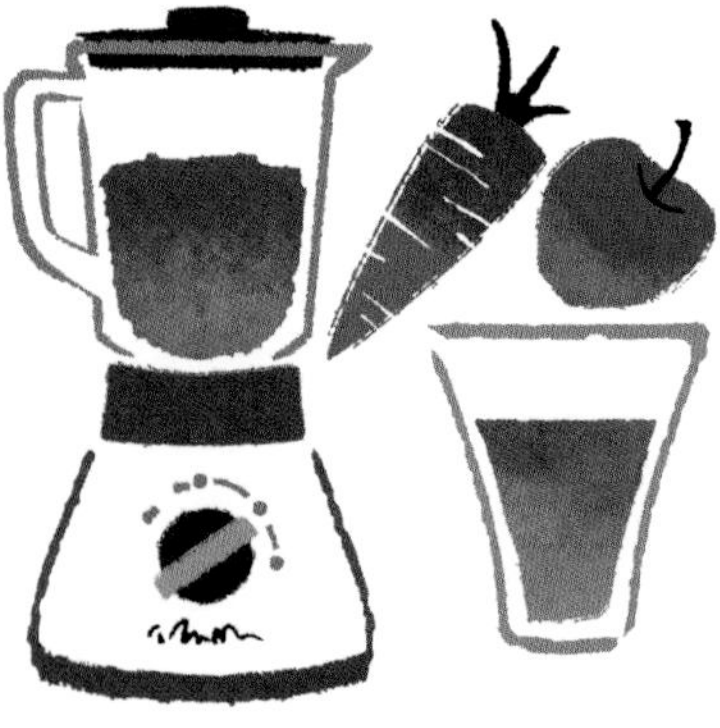

本質別レシピ

Vata ヴァータ

豆乳ニンジンジュース

【材料&作り方】

ニンジン……小1本
ショウガ……1かけ
豆乳……200mℓ

ニンジンはひと口大に、ショウガは粗く刻んでミキサーに入れる。そこに豆乳を加え、材料が混ざるまでかくはんする。

Pitta ピッタ

ショウガ風味の青汁

【材料&作り方】

ショウガ……1/2 かけ
青汁……200mℓ

青汁にすりおろしたショウガを入れ、スプーンなどで混ぜる。

Kapha カパ

ホットはちみつショウガ

【材料&作り方】

ショウガのすりおろし……大さじ1 1/2
はちみつ……大さじ1
お湯（40℃くらい）……100mℓ

お湯にショウガ、はちみつを入れ、スプーンなどで混ぜる。

※生ショウガは適量なら、辛くてもピッタを増やしません。どのタイプも生ショウガをおすすめします。

Food

毒素を排出する断食法

季節の変わり目に断食をとり入れ、体内の未消化物（アーマ）を排出し、健康な体になりましょう。

断食で未消化物を出す！

アーユルヴェーダでは、いらないものや余分なものが、体内に溜まることで心身のバランスを崩すと考えます。いらないものを減らすための具体的な方法のひとつに、食を抜く発想＝断食があります。食事を抜くことで、消化に費やしていた体の負担を軽くし、毒素を消化しやすくするのです。

特に、毒素が溜まりやすいとされる季節の変わり目に行うと、花粉症などその季節特有の症状や不調を緩和することができます。そこで1年に2回、春と秋に行うのがいちばん効果的です。また、タイプ別に断食法を変えることで、より効果的な毒素の排出が望めます。

下記で紹介する「プチ断食」であれば、初心者でも手軽にチャレンジできるでしょう。断食を行うと、体調がよくなるだけではなく、美肌や便通の改善などの効果があります。ただし、妊娠中、体が衰弱しているときなどは必ず医師に相談してからにしましょう。

プチ断食の方法

全体で3日間をかけて行います。2日目だけを絶食し、前後は適量を食べる断食法です。週末などにトライしてみてください。

	1日目	2日目	3日目
朝	普通	白湯を飲みながら断食	軽め
昼	普通	白湯を飲みながら断食	普通
夜	8時までに軽めの食事（お粥、おじや、麺類）油分をとらずおかずもなし	白湯を飲みながら断食	普通

ヴァータタイプの断食

体力の消耗に気をつけて行いましょう

体力を消耗しやすいため、断食を強くはおすすめできません。しかし現代人は、食事から有害なものが体内に入ってきたり、食べ過ぎていることが多いため、食を見直すには効果があります。方法に気をつけて行ってください。

断食中は、風のエネルギーで体が冷えないように気をつけましょう。できれば携帯電話やテレビ、新聞などの情報を遠ざけ、特に、耳から入る情報を断ちます。静かなところで一日過ごすとよいでしょう。

ピッタタイプの断食

心のコントロールにも有効です

お腹が無性に減ってよく食べてしまうタイプなので、食欲を抑えるのは苦手かもしれません。しかし、ピッタタイプの人にとって断食は心のコントロールにも有効です。結果として、皮膚のトラブルや、胃腸の障害が改善することもあるのでとりい入れてみましょう。

断食中は水分を十分に補給しましょう。お腹がすいてイライラしたときには、マッサージなど体のケアを楽しんで。人と口論したり、興奮したりすることは避けるように。

カパタイプの断食

もっとも断食を勧めたいタイプ

カパタイプの人は、重く、遅く、粘った、地の性質が体に長いこと停滞してしまいがちなので、ぜひ断食をとり入れましょう。それらを出すことで増えたカパを減らし、本来の穏やかで安定した性質をとり戻すことができます。

断食中、可能であれば朝早く起きて、散歩をしたり、体を動かしたりするように心がけてみましょう。昼寝をせず、こまめに動くのがコツです。サウナなどで汗をかくのも、過剰なカパを減らすのに有効です。

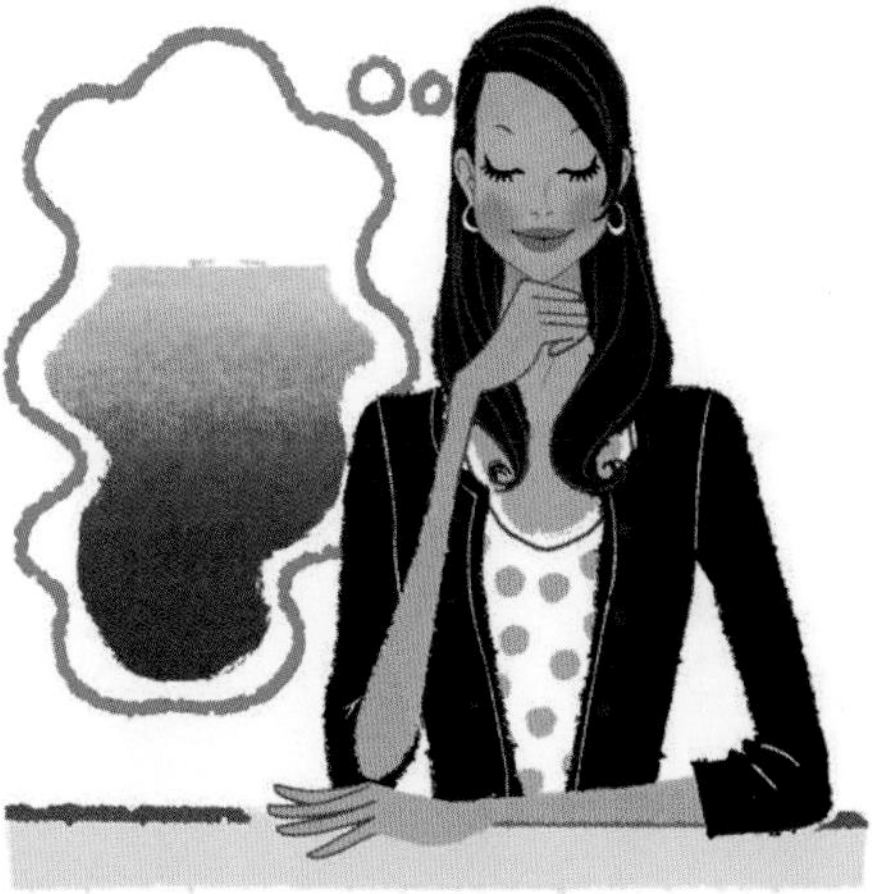

Food

四季に合わせたおすすめレシピと考え方

生命エネルギーは、四季に応じてバランスが変わります。
季節の特色と、その季節にふさわしいレシピの考え方を学びましょう。

必要なエネルギーは季節ごとに変わります

季節によって、私たちの体の消化力と必要なエネルギーは変わります。ゆえに、それに合わせて、食事や食事法を変える必要があります。

春は、水のエネルギーが溶け出し、消化力と食欲が弱まる季節です。重い食べものや油分は、消化しにくいので控えましょう。水のエネルギーを増やす甘味、酸味、塩味は控えて、その働きを抑える苦味、辛味、渋味を毎食食べるよう心がけます。

夏は、火のエネルギーが強くなり過ぎて、私たちの体力や消化力、抵抗力が一年のうちで最も弱くなる時期。ですから、夏バテ解消に！とカロリーがあるものを食べるのはよくありません。甘味がある冷性の食べものや、苦味、渋味を多く含む野菜をとり、適度に体を冷ましましょう。塩味は体を温めるので少なめにしましょう。

涼しい時期には消化力がアップ

秋は、火のエネルギーが蓄積され、悪化しやすい季節。ただし、体力や消化力は少しずつ戻る時期ですので、食事の質と量を増やします。火のエネルギーを減らす甘味の食べものと、苦味や渋味を多く含む野菜で体内の熱を下げましょう。酸味、塩味、辛味は少なめに。

冬は、太陽が遠ざかって月の影響が大きくなり、消化力、体力、抵抗力、食欲が強いシーズン。質や量ともにボリュームのある食事をいただきます。厳冬期から春にかけては、体力は減少気味になるので、食べる量も少しずつ減らし、消化力が少なくなる春に備えましょう。

春

植物が芽吹きだす春は、冬の過ごし方によって蓄積されたものがあらわれやすい季節です。体に負担をかけない食事を心がけましょう。

❊ とり入れたい味と食材

苦味
・菜の花
・タラの芽
・ゼンマイ
・ウド
・シュンギク
・セリ

渋味
・ゴボウ
・ホウレン草
・コマツナ
・ワラビ
・タラの芽

辛味
・ワサビ
・ショウガ
・トウガラシ
・カラシ
・黒コショウ

おすすめの献立

そばちらし
春キャベツのゆかり和え
山菜のマスタードソースディップ
そば茶または番茶

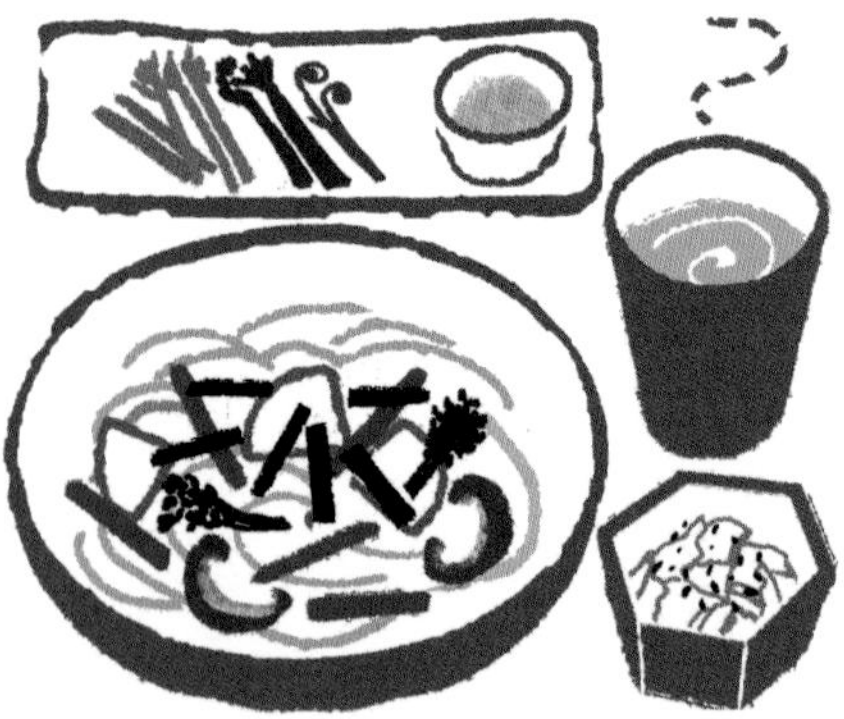

夏

高温多湿の日本では、特に体力が落ちやすい夏。消化しやすくエネルギー源になるものを意識して食べましょう。

❊ とり入れたい味と食材

甘味
・トマト
・ピーマン
・タマネギ
・ナス
・キュウリ

苦味
・ゴーヤ
・モロヘイヤ
・レタス
・オクラ
・ミョウガ

渋味
・レタス
・大麦若菜
・ケール
・抹茶

おすすめの献立

大根おろしのせ冷うどん
ラタトゥイユ冷やっこ
キュウリとゴーヤのこんにゃくみぞれ和え

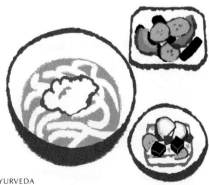

秋

台風などの影響で火のエネルギーが悪化しやすい秋には、実りのときを迎えた自然界の豊富な食べもので体の調整を。

※ とり入れたい味と食材

甘味	・サツマイモ ・サトイモ	・ニンジン ・ナシ	・レンコン ・秋ナス
苦味	・レタス	・レンコン	・キク
渋味	・ニンジン ・レタス	・柿	・キノコ

おすすめの献立

さんまの塩焼き
銀杏入り玄米ご飯
サツマイモと栗の豆腐ソース和え
きのこの和風スープ

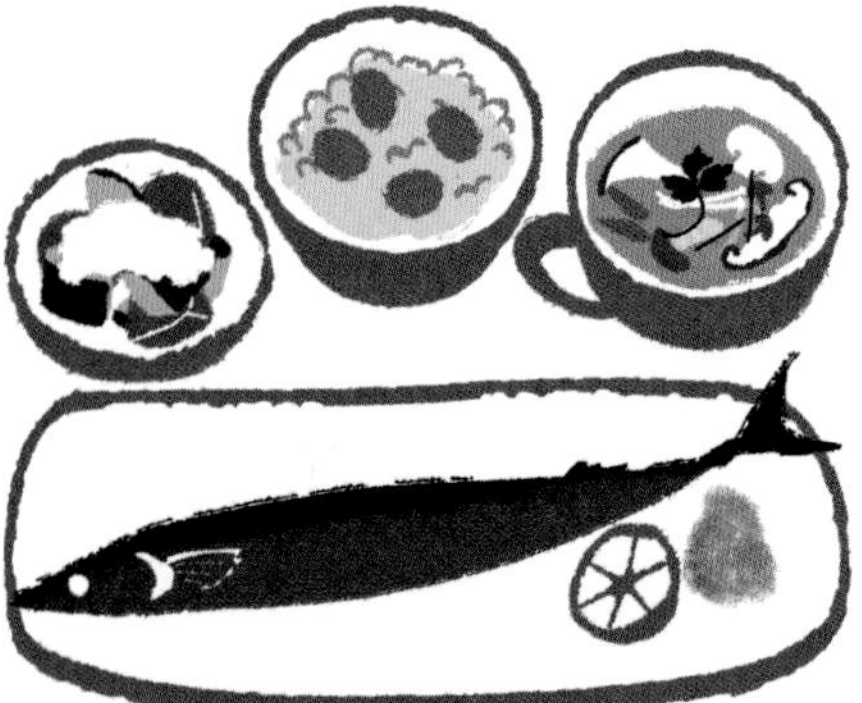

冬

体力や食欲の強い冬は、栄養のある温かい食事がおすすめ。
旬の食べもので風のエネルギーを活性化させましょう。

❋ とり入れたい味と食材

甘味	・白菜	・カブ	・ダイコン
	・レンコン	・米	
酸味	・漬けもの	・ユズ	・酢
	・スダチ	・ゆかり	・みかん
塩味	・梅干し	・味噌	・海塩
	・塩こんぶ	・醤油	・岩塩

おすすめの献立

レンコンバーグ
白菜ロール
わかめの味噌汁

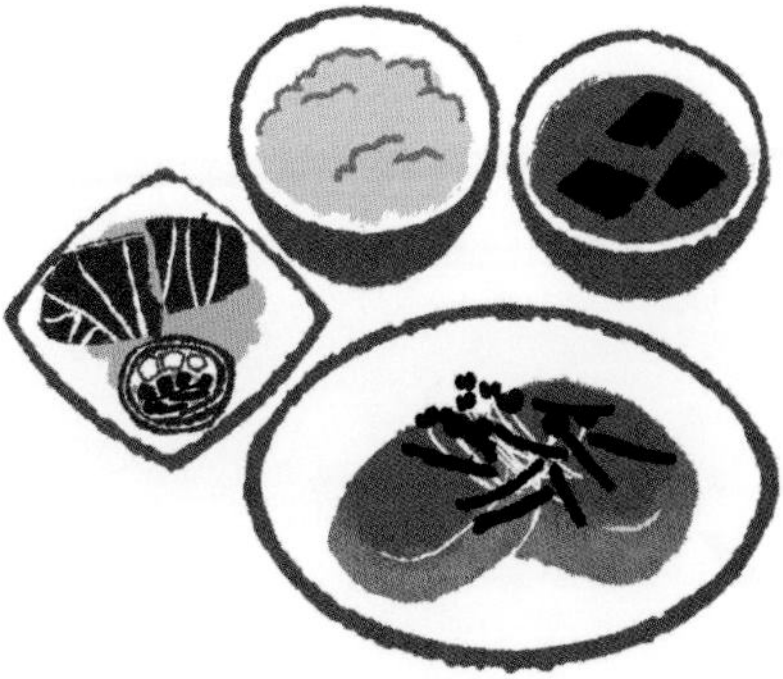

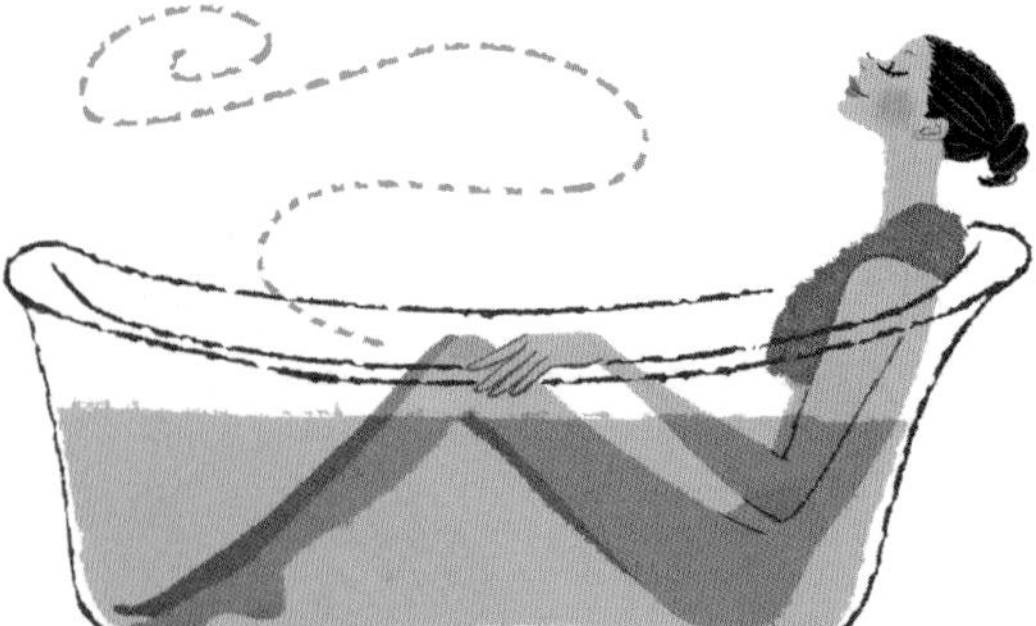

part ③

アーユルヴェーダ式美容法

BEAUTY

Beauty

アーユルヴェーダ式の美容法とは？

美容法は世の中に数多くありますが、アーユルヴェーダ式では何が違うのでしょう。ここでは、アーユルヴェーダの美容法の秘密をひも解いていきます。

Q アーユルヴェーダって美容にもいいの？

A アーユルヴェーダの実践は美肌や美髪につながります

アーユルヴェーダでは、美しさは健康な心と体の延長線上にあると考えられています。本質のバランスを崩すことで、吹き出物ができたり、肌が乾燥したりすると考えるからです。医師の治療にも美容法が含まれていることがあり、医療と美容はとても近い位置づけです。

Q 美容法は医療のひとつなの？

A 医療に含まれることもありますがセルフケアも可能です

　オイルトリートメントなどは、処方箋に基づき、医師の判断のもと施術されることもあります。ですが、健康に暮らすための方法のひとつとしてマッサージなどを行う場合は、各自でセルフケアとして行うことができます。

Q 具体的にはどんな美容法があるの？

A ハーブを使った浄化法など方法はたくさんあります

　アーユルヴェーダの美容法というとオイルトリートメントをイメージする人も多いと思いますが、それはあくまで方法のひとつ。ハーブを使う方法やデトックスをうながす入浴法など、アプローチはさまざまです。その中から今回は、自分でできる簡単なものを紹介します。

Q どんな考え方に基づいているの？

A 皮膚は臓器だという考え方から体内の浄化を重視しています

関連ページ▼122ページ

体内はすべてひとつづきの皮膚でつながっていて、皮膚は最大の臓器だと考えられています。ですから、皮膚をきれいにすることイコール体内を浄化すること。体内を浄化するためにも、皮膚をきれいにしておくことは大切と考えられています。

Q 自分の本質と肌は関係あるの？

A 使用するハーブなどが本質に働きかけます

関連ページ▼124ページ

使用するハーブやオイルなどは、皮膚を通じて体内に入る（経皮吸収される）ので、本質にあったハーブやオイルを使うことで、肌のバランスを調えることができます。ケアを行う季節や時間帯も考慮しハーブを選べば、より効果的でしょう。

Q 季節によって方法は変わるの？

A 四季に合わせた方法をとり入れましょう

関連ページ▼124ページ

ケアを行う季節や時間帯などの環境の変化に合わせたアプローチは、数多くあります。自分の本質のほかに、冬の乾燥にはヴァータ用レシピ、夏のジメジメや発疹にはピッタ用レシピと、そのときの自分にあった方法を実践しましょう。

Q 実践するには、何が必要？

A ハーブや食材など手軽に買えるものです

関連ページ▼124ページ

本書では、ハーブや市販の食材など、簡単に手に入るものを使った方法を紹介します。市販のものを、自分の本質とケアを行う季節や時間帯などに合わせてアレンジして使うため、特別な道具は必要ありません。

Beauty

アーユルヴェーダのスキンケア

「皮膚は最大の臓器」というのが、アーユルヴェーダの考え方。
内臓をきれいに保つためにも、スキンケアは重要だと考えられています。

肌をきれいにし、必要な成分をとり入れる

アーユルヴェーダでは、皮膚と内臓はつながっていると考えます。いちばん外側にある皮膚をきれいに保つことは、内臓をきれいにすることと同じなのです。

また、さまざまな栄養や成分は皮膚を通じても吸収されます。そのため、今の状態に足りないものを皮膚からとり入れれば、5つのエネルギーのバランスが調うという考え方が、美容法のベースとなっています。

基本の洗顔でトラブル解消

メイクを落としたあとは、ドライハーブを使った洗顔を行いましょう。
ハーブがやさしく洗浄し、必要な成分を与えてくれます。

①

ハーブを乳鉢に入れ、細かく砕き、その他の材料を入れる。ぬるま湯を少量注ぎ、ペースト状にする（乾燥が気になる場合はオイルを入れてもOK）。

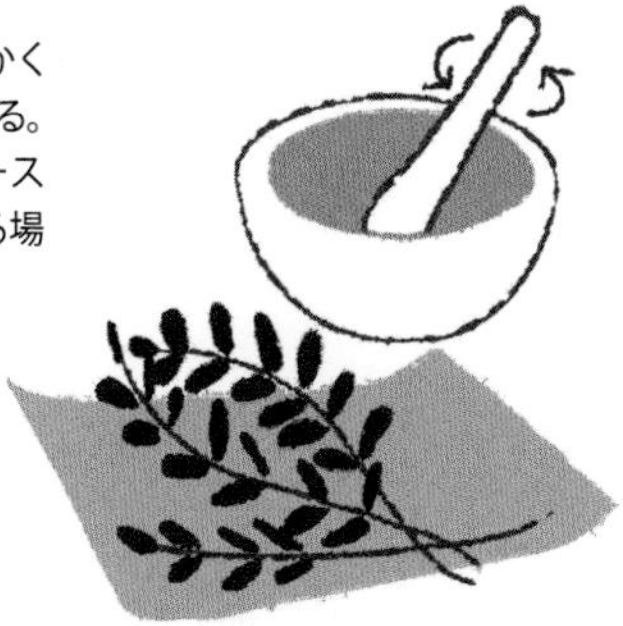

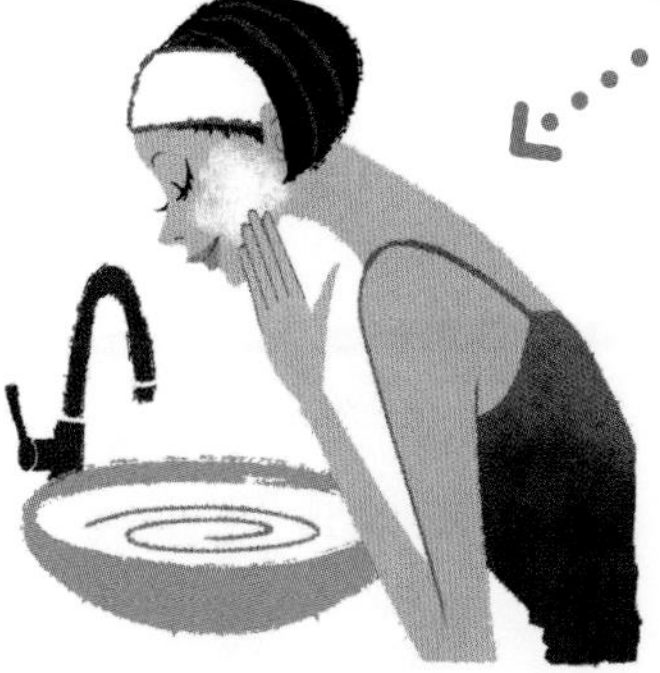

②

肌にのせて、3分ほど優しくマッサージし、ぬるま湯でていねいに洗い流す。

用意するもの

❋ 本質別ハーブ（P124参照）
……………全体で大さじ5（※）
❋ 本質別その他の材料
……………………大さじ1～2
❋ ぬるま湯
❋ 乳鉢（小さいボウルでも可）

※ハーブは1～5種類使い、
全体で大さじ5になるように調整してください。

本質別基本のハーブと基材

あなたの本質に合ったハーブと基材を紹介します。また、季節に合わせて春はカパ用、夏はピッタ用、冬はヴァータ用を使うのもおすすめ。ハーブは、すべてをそろえるのが難しければ＊印の３つから用意しましょう。

ヴァータ質の肌に効くハーブと基材

【ハーブ】

- オレンジピール
- カモミール（＊）
- ジンジャー
- ラベンダー（＊）
- ローズマリー（＊）

【クレイ（※）】

- ガスール

【その他の材料】

- オートミール

【オイル】

- ゴマ油

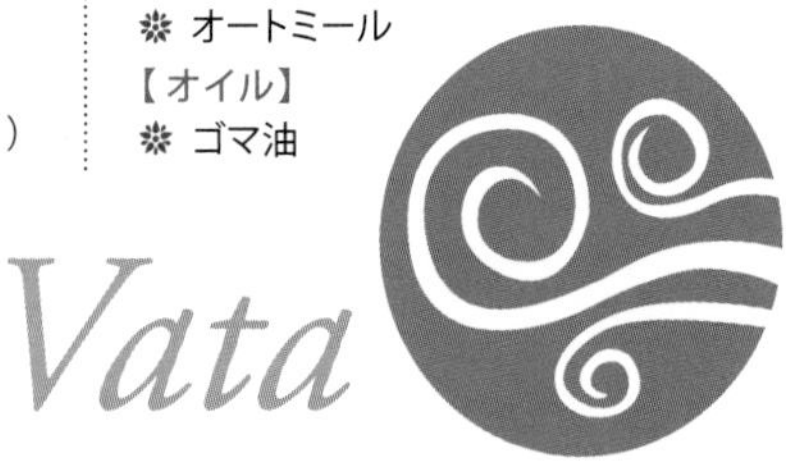

ピッタ質の肌に効くハーブと基材

【ハーブ】
- カレンデュラ（＊）
- ハイビスカス
- ペパーミント
- ラベンダー（＊）
- ローズ（＊）

【クレイ（※）】
- モンモリオナイト

【その他の材料】
- スキムミルク

【オイル】
- グレープシードオイル

Pitta

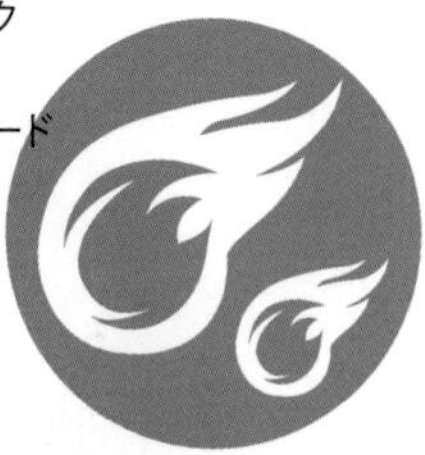

カパ質の肌に効くハーブと基材

【ハーブ】
- ジュニパーベリー（＊）
- タイム
- ネトル（＊）
- フェンネル
- ユーカリ（＊）

【クレイ（※）】
- カオリン

【その他の材料】
- 粒子の細かい塩

【オイル】
- 大豆油

Kapha

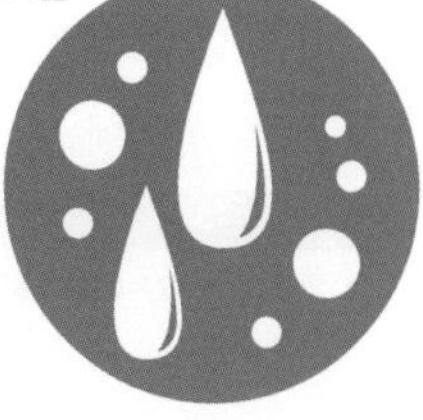

※クレイ（粉末粘土）は、アロマショップなどで購入できます。

スペシャルケア

※ Special Care

フェイシャルスチーム

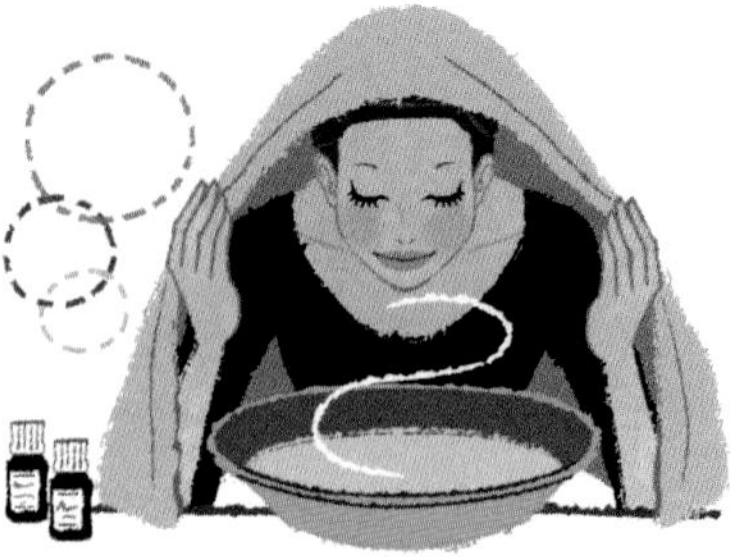

ハーブを洗面器に入れたら熱湯を1リットルほど注ぎ、3分くらいしてハーブの成分が抽出されたら、顔にハーブの蒸気をあてます。

お湯にハーブを入れるだけでできるフェイシャルスチーム。
蒸気を顔にあてることで、ハーブの成分を肌から吸収できます。

POINT

ハーブの成分が刺激となることがあるので、目はつぶって行いましょう。蒸気が逃げないように、タオルなどを頭からかぶると効果的です。

用意するもの

※ 本質別ハーブ（P124 参照）…… 全体で大さじ5
※ 洗面器　※ タオル　※ お湯

ハーブパック

乾燥やベタつきなど、肌の調子が悪いときはハーブパックでケアを。
ハーブが肌の状態に合わせてバランスを調えてくれます。

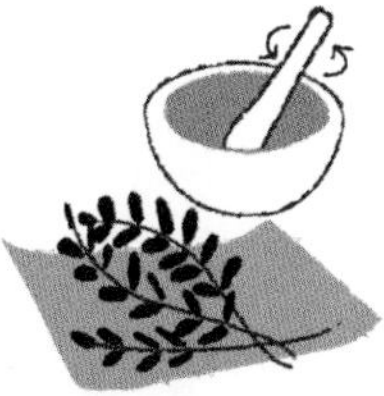

左の基本のレシピを参考に、材料を混ぜ、パックを作る。

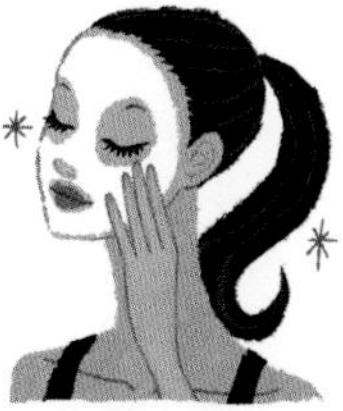

肌にのせてなじませ、5～10分くらいおき、蒸しタオルで拭きとったあと、洗い流す。

基本のレシピ

❊ ハーブパック

【材料】

本質別ハーブ（P124 参照）…………全体で大さじ2～3
本質別クレイ（P124 参照）…………大さじ1
本質別オイル（P124 参照）…………小さじ 1/2
ハーバルウォーター（※）（ミネラルウォーターでも可）…………適量
乳鉢（小さいボウルでも可）

【作り方】

ハーブを乳鉢に入れ、細かく砕きます。クレイとオイルを加えて混ぜ、さらにハーバルウォーターを加えてペースト状にします。

【ポイント】

週に1回程度、定期的に行うことで、肌のバランスが整います。肌にのせる際には、パックが目に入らないように注意しましょう。

※精油の成分を摘出する際に作られる芳香蒸留水のこと。
ハーブの有効成分が詰まっていて、希釈せずにそのまま使えます。
アロマショップなどで購入できます。

時間帯で肌の触り方を変える"リズム美容"

エネルギーの変化に合った手技をとり入れて

アーユルヴェーダでは、時間帯によって、強くなる性質が変化すると考えます。朝は停滞する性質をもつカパが増える時間帯。停滞しやすい性質を活性化させるように、軽やかにトントン叩きます。日中は火のエネルギーの影響を受け、ピッタが増えがち。そこで優しく回すように触れて鎮めます。夜はソワソワしやすいヴァータを鎮めるように上から下方向にそっと触り、ヴァータを落ち着かせましょう。

ピッタを抑制する ゆったりサークル

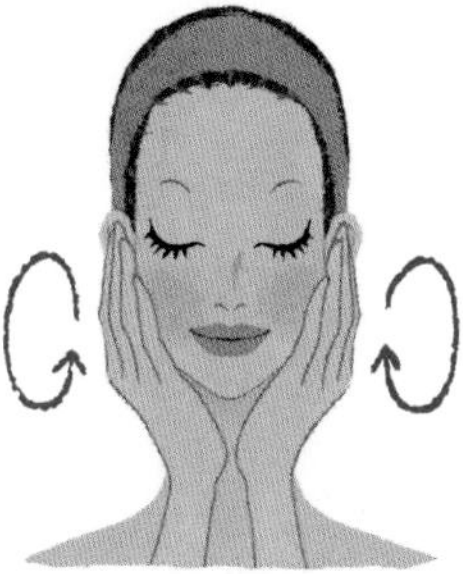

肌が落ち着くように、肌にたまった火のエネルギーをなだめるイメージで優しく回す。

カパに働きかける 軽やかなタッピング

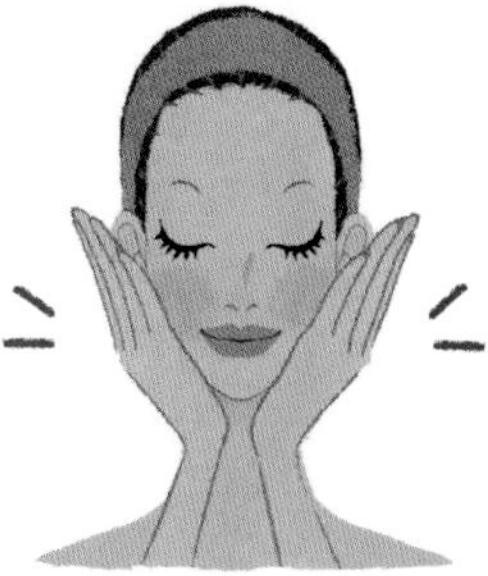

停滞しがちな地と水のエネルギーが動き出すように、リズミカルに優しく叩くように触る。

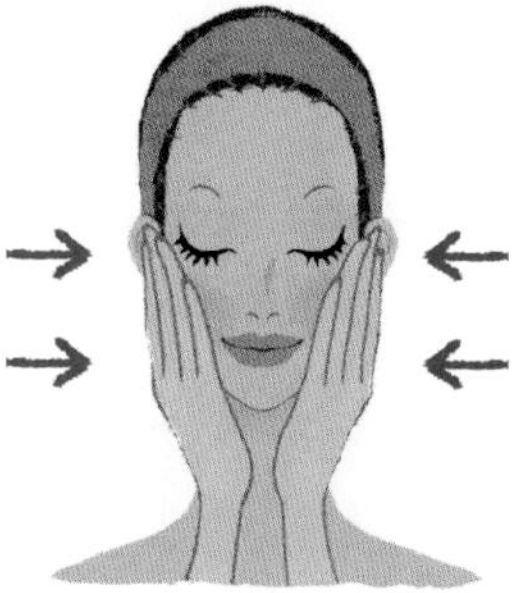

ヴァータを鎮める 優しいハグタッチ

上から下に優しく触れて、肌を安心させる。不安定な風のエネルギーを鎮めることは、安眠にも効果的。

Beauty

アーユルヴェーダのヘッドマッサージ

アーユルヴェーダでは、頭皮を健康に保つことが、美しい髪への第一歩と考えます。ヘッドマッサージの方法は、母から子へと代々受け継がれています。

黒く美しい髪のための頭皮ケア

ヘッドマッサージのことを、サンスクリット語では「チャンピ」といい、これは現在の「シャンプー」の語源といわれています。チャンピでは、美しい髪のために頭皮ケアを重視し、インドの女性の間で代々受け継がれています。頭皮は経皮吸収が活発なため、口に入れられるくらい良質なオイルやハーブだけを使用します。

ここでは髪質ごとにとり入れたい、ヘッドマッサージを紹介します。

※今回紹介するマッサージは、なにもつけずに行います。
ですが、上の表を参考に、乾燥が気になるときはオイルをプラスしたり、
性質のバランスを調えたいときに粉々にしたハーブを頭皮にすり込んだりすると、より効果的です。

あなたの髪の性質は?

Vata ヴァータ質の髪

【髪質の特徴】	【とり入れたいトリートメント】	【おすすめのハーブ】
❊ ダークカラー ❊ 乾燥気味 ❊ 枝毛ができやすい ❊ まとまりにくい ❊ 量は少ない	❊ オイルトリートメント ❊ 温めて、潤す 【おすすめのオイル】 ❊ ゴマ油	❊ オレンジピール ❊ カモミール ❊ ジンジャー ❊ ラベンダー ❊ ローズマリー

Pitta ピッタ質の髪

【髪質の特徴】	【とり入れたいトリートメント】	【おすすめのハーブ】
❊ 赤っぽい毛色 ❊ ツヤがある ❊ 白髪になりやすい ❊ はげやすい ❊ 量は普通	❊ クリームトリートメント(※1) ❊ 冷まして、鎮静させる 【おすすめのオイル】 ❊ ココナッツ油 ❊ サンフラワー油	❊ カレンデュラ ❊ ハイビスカス ❊ ペパーミント ❊ ラベンダー ❊ ローズ

Kapha カパ質の髪

【髪質の特徴】	【とり入れたいトリートメント】	【おすすめのハーブ】
❊ 色素が多く黒い毛色 ❊ 脂っぽくなりやすい ❊ くせ毛や薄毛になりにくい ❊ 抜け毛、切れ毛になりにくい ❊ 量は多い	❊ ガルシャナトリートメント(※2) 【おすすめのオイル】 ❊ スイートアーモンド油 ❊ マスタード油	❊ ジュニパーベリー ❊ タイム ❊ ネトル ❊ フェンネル ❊ ユーカリ

※1：クリームバス用のハーブなどを混ぜたクリームを使ったトリートメント
※2：絹の手袋をはめた手で行うトリートメント(P170参照)

Vata

ヴァータの過剰を調えるヘッドマッサージ

寝る前に行い
緊張をゆるめる

風と空のエネルギーが増えやすく、髪が乾燥し、枝毛ができやすいヴァータ。そのバランスをとり、また、ヴァータ性の不眠や肩こり、緊張型頭痛などを緩和する効果のあるマッサージをとり入れましょう。

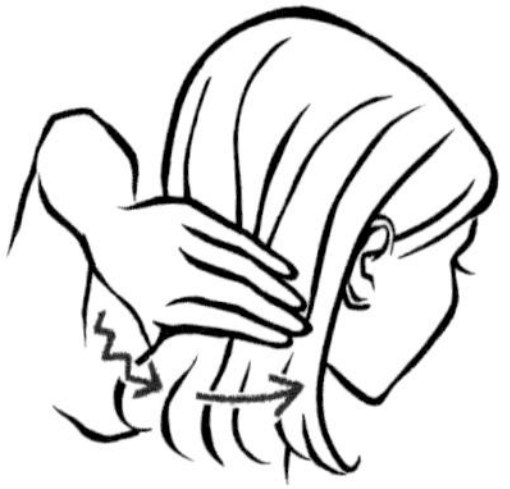

1

後頭骨を親指と4本の指でもみほぐし、首のこり、緊張をとる。

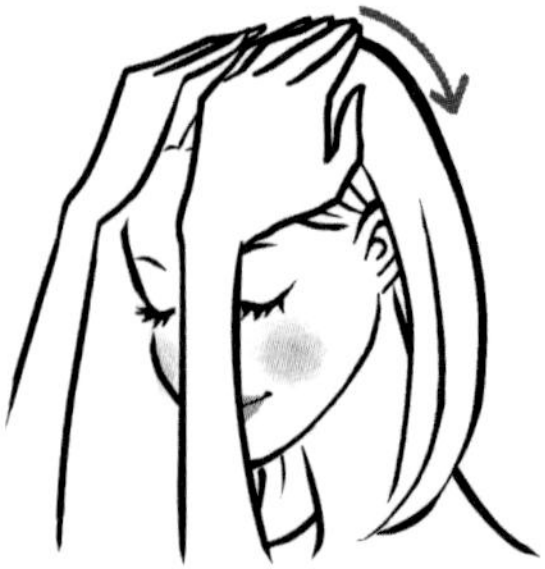

2

両手を頭のてっぺんに軽くのせ、頭をやわらかく包み込むように指の腹で耳のあたりまでなで下ろし、神経の緩和、鎮静を図る。

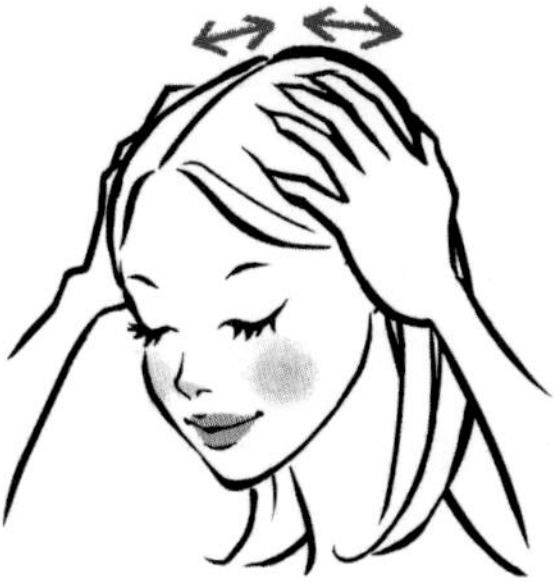

3

手のつけ根と親指以外の４本の指を主に使い、頭皮全体を圧迫し、ほぐすことを繰り返す。

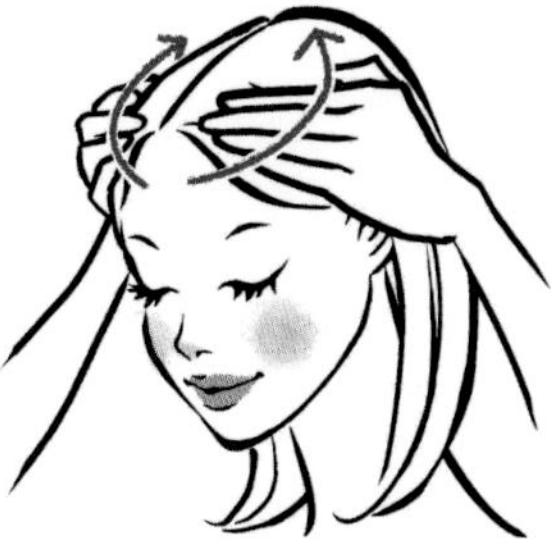

4

すべての指の腹を使って、手前から後ろになで頭皮全体をゆるめる。

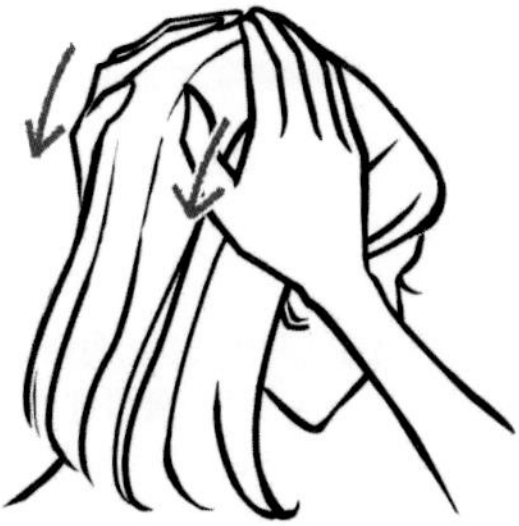

5

両手を頭のてっぺんにのせ、指の腹を使って首に向けてなで下ろす。最後に深い呼吸をし、リラックスする。

Pitta

ピッタの過剰を調えるヘッドマッサージ

イライラを鎮め クールダウンさせる

火と水のエネルギーが増えやすく、白髪や円毛脱毛症などを起こしやすいピッタ。そのエネルギーを抑え、ピッタ性のイライラや眼精疲労、消化不良などを鎮める効果のあるマッサージがおすすめです。

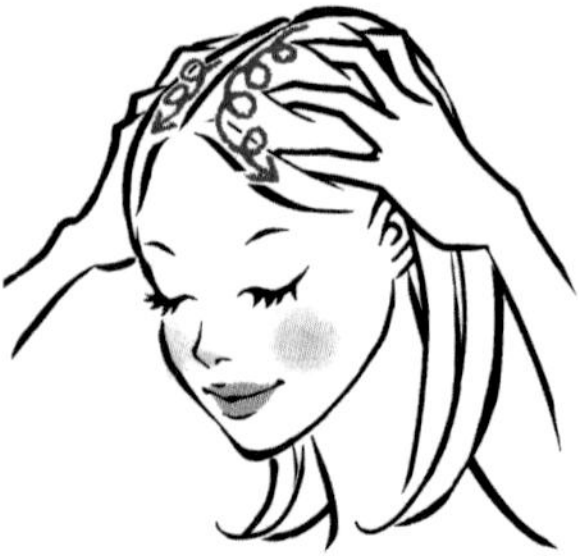

1

火のエネルギーを落ち着かせるように、手のつけ根と親指以外の4本の指で、頭皮全体にくるくる円を描く。

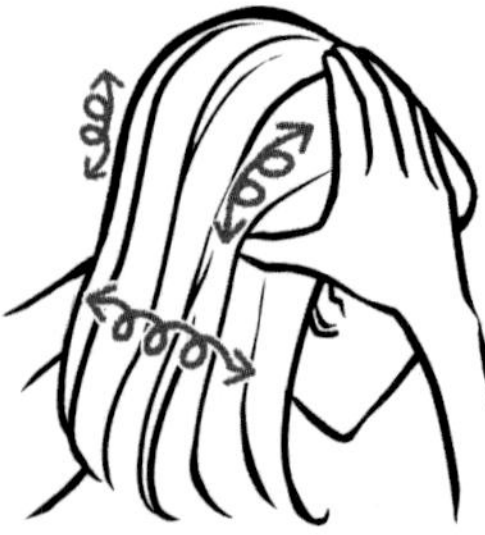

2

両手を生え際におき、両親指を使って上から下、後頭骨周辺、下から上へと、くるくる円を描いて頭皮を動かし、ほぐす。

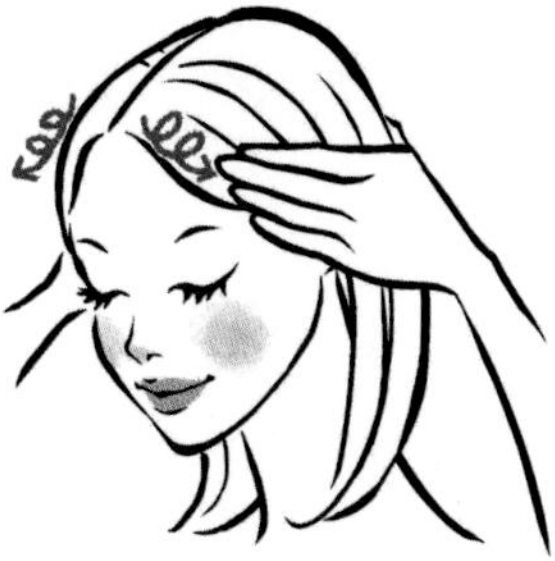

3

続いて生え際を、上から下へ指全体を使ってくるくると円を描く。

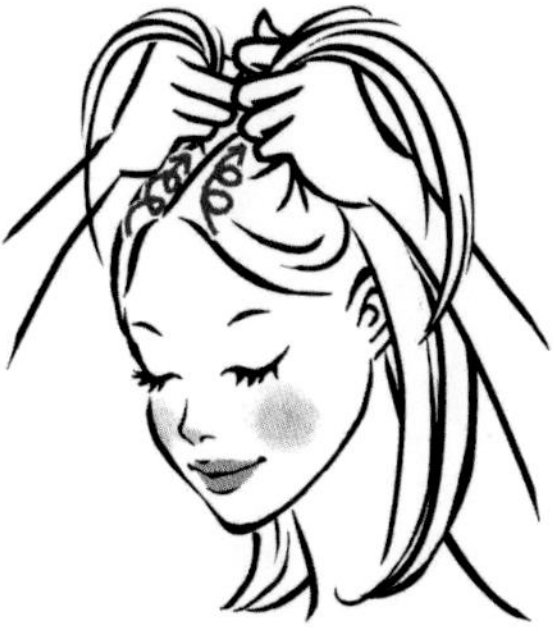

4

手全体を使い、果実を絞るようにして頭皮を絞り、最後に髪を引き上げ滞ったエネルギーをとり除く。

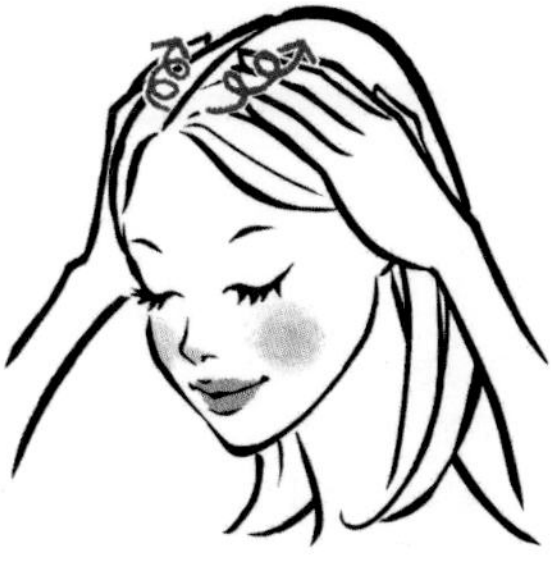

5

手のひら全体で前から後ろへとくるくる円を描く。最後に側頭部を両手で包み込み、エネルギーを鎮静する。

Kapha

カパの過剰を調えるヘッドマッサージ

軽快でさわやかな
状態に導く

地と水のエネルギーの過剰で重だるくなりやすく、髪の毛も脂っぽくなりやすいカパ。その状態を緩和し、また、カパの代表的な症状である眠気を払い、頭皮や毛根を活性させるマッサージを行いましょう。

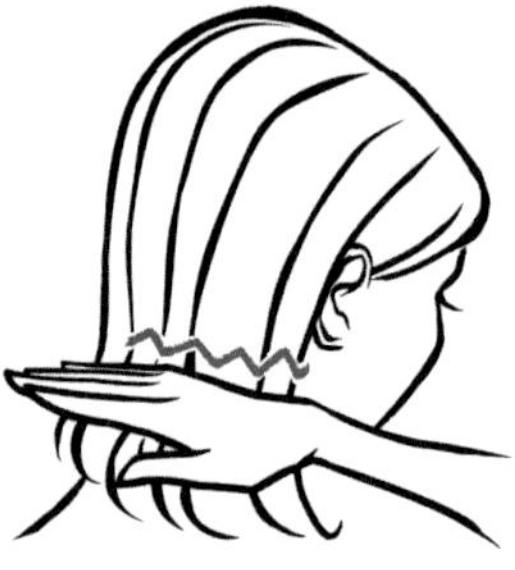

1

手のふちと小指を使って、小刻みな動きで後頭骨部の筋肉をゆるめる。

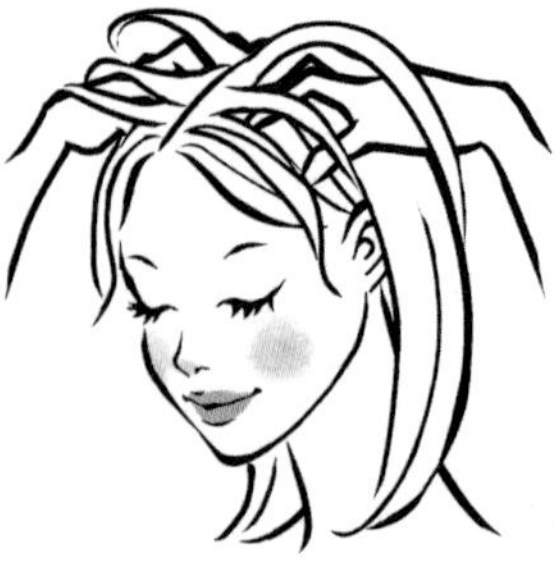

2

果実を絞るような感じで、指全体を使って頭皮全体を絞り込む。

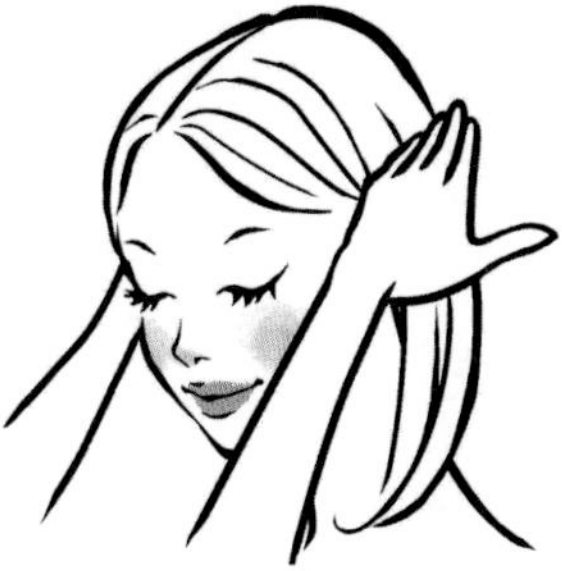

3

頭皮全体をタッピングで刺激し、活力を与える。

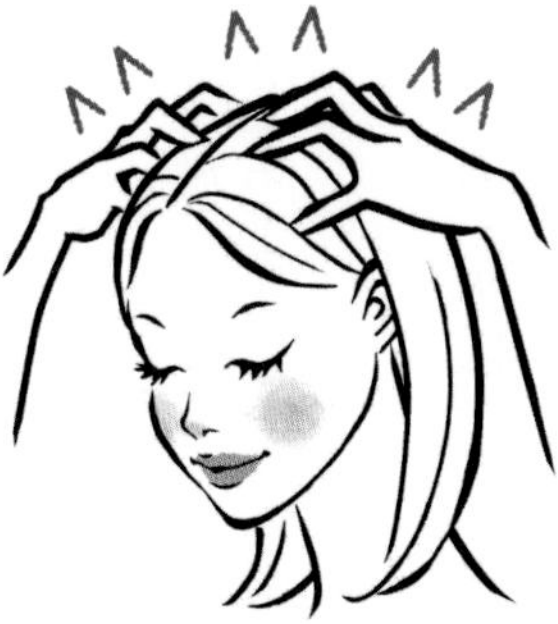

4

指の腹を使って、頭皮全体を刺激する。リズミカルな動きで、カパの過剰でゆるんだ頭皮に刺激を与える。

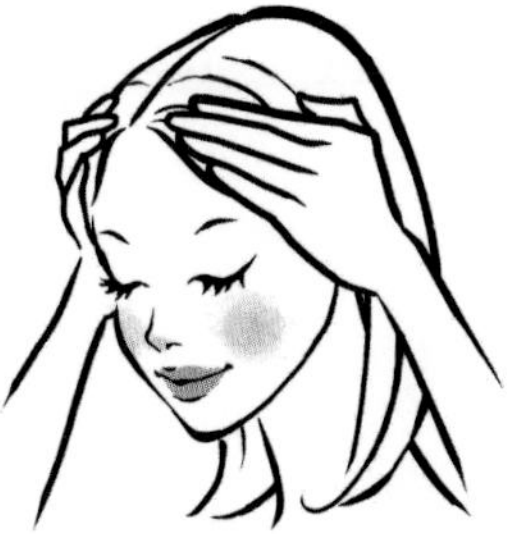

5

中指の腹を使って、額中央からこめかみに向けてていねいに押し、頭の重さをとって、スッキリするように。

Beauty

時間帯と効果に合わせた入浴法

肌を清潔にするという基本に加え、
朝晩のエネルギーの変化に合わせた入浴方法を実践してみましょう。

朝は目覚めのために夜は眠りのために

時間帯によって増えやすい性質が変化するため、とり入れたい入浴方法も変わります。

朝のカパの時間には、だるさや眠気をとるために、脳に刺激を与える温冷浴がおすすめ。

夜のヴァータの時間には、一日の疲れを出すために、半身浴でデトックスを。下半身は体の中のヴァータゾーン。ここに働きかけ、風と空のエネルギーを落ち着かせれば、安眠にもつながります。

朝におすすめの温冷浴

気分がのらないなどカパが過剰になっている場合は、温冷浴で動きを与えてカパを活性させ、だるさをとります。お湯と冷水を交互にかけることで、停滞した地と水のエネルギーが動き出します。

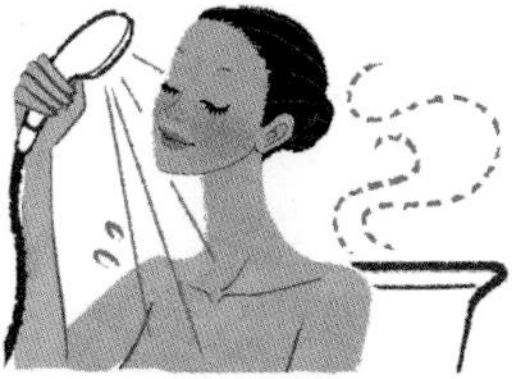

【手順】

❶少し熱め（約42度）のお湯を張ったバスタブに肩まで5分浸かる。
❷バスタブから出て、つま先にだけ水をかける。
❸バスタブに1分浸かる。
❹バスタブから出て、ひざ下に水をかける。
❺バスタブに1分浸かる。
❻バスタブから出て、腰から下に水をかける。
❼バスタブに1分浸かる。
❽バスタブから出て、肩から下に水をかける。
❾バスタブに1分浸かる。
❿バスタブから出て、全身に水をかける。

POINT

お湯の温度はあなたの本質やその日の体と心の状態に合わせて変えましょう。だるい、眠いなどカパが過剰な場合や食べ過ぎてしまった翌日などは、41～42度がおすすめです。ソワソワするなどヴァータが過剰な場合はやや低めの40度。ピッタが過剰になりイライラしているときは、少しぬるめの39度にします。

夜におすすめの半身浴

疲れが溜まった夜は、しっかり疲れをとるための入浴をしましょう。半身浴で汗をかけば、心も体も軽くなります。乾燥した風のエネルギーは、湿った熱で温めると、潤って落ち着きます。

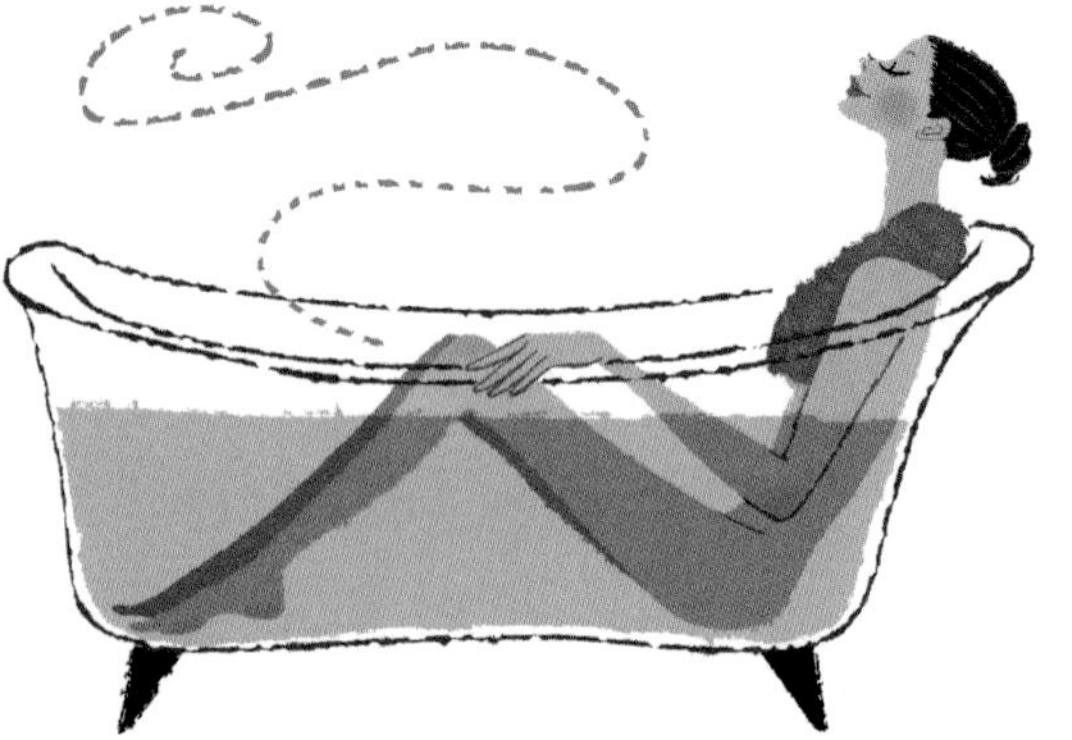

【手順】

❶38～40度のお湯を腰から下が浸かるくらいまでバスタブに張る。

❷20分ほどバスタブに浸かる。

POINT

ヴァータ質の人は乾燥して肩が冷えないよう、肩に蒸しタオルをかけてお湯に浸かりましょう。半身浴の温度も、139ページのPOINTで紹介した温度設定を基本にしますが、夜は41度までにします。

市販品をアレンジして自分に合った入浴剤を

身近な食材を加えることで、市販の入浴剤を自分の肌質に合うようにチェンジ。食材は、どれもスーパーなどで手に入ります。

ヴァータ質の肌に *Vata* ※ オートミール

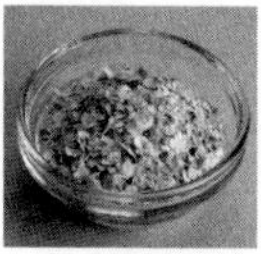

乾燥したヴァータの肌には、細かくひいたオートミールを。しっとりと肌が潤います。米ぬかでもOKです。

ピッタ質の肌に *Pitta* ※ スキムミルク

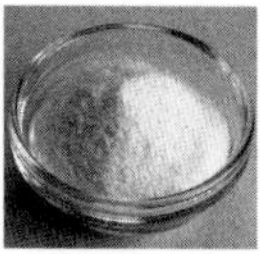

炎症を起こしがちなピッタの肌は、スキムミルクで皮膚を鎮静します。生クリームや牛乳でも代用できます。

カパ質の肌に *Kapha* ※ 岩塩

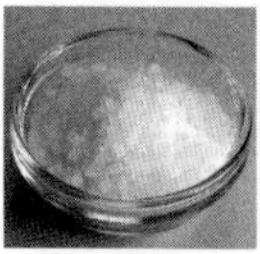

水が多くむくみやすいカパには、岩塩がおすすめ。塩が体内の水分を引っぱり、体外への排出をうながします。

Column

アーユルヴェーダのマルマ療法とチャクラ

武術から発展した「マルマ療法」。
人体のエネルギーセンター「チャクラ」を
刺激することで、癒しの効果が生まれます。

「急所」という意味の「マルマ」は、もともとは武術に用いられ、強い痛みを与えるポイントとして知られていました。しかし、急所への刺激は同時に、人を癒す効果もあり、マルマ療法という技術が発達しました。マルマは全身に108個あるといわれ、そこにオイルを垂らしたり、ストレッチしたりして刺激することで、心身を調えることができます。

チャクラとマルマへの刺激でエネルギーのバランスを

マルマの中には、チャクラと呼ばれる体内の7つのエネルギーセンターとリンクしているものもあります。たとえば、火の性質をもち、みぞおちに位置するマニプーラチャクラは、体表面ではナビマルマとなります。消化力を高め、心を寛容にする働きがあり、また、意志のコントロールにも役立つとされています。

このようなチャクラへの効果も、マルマ療法では活用されています。

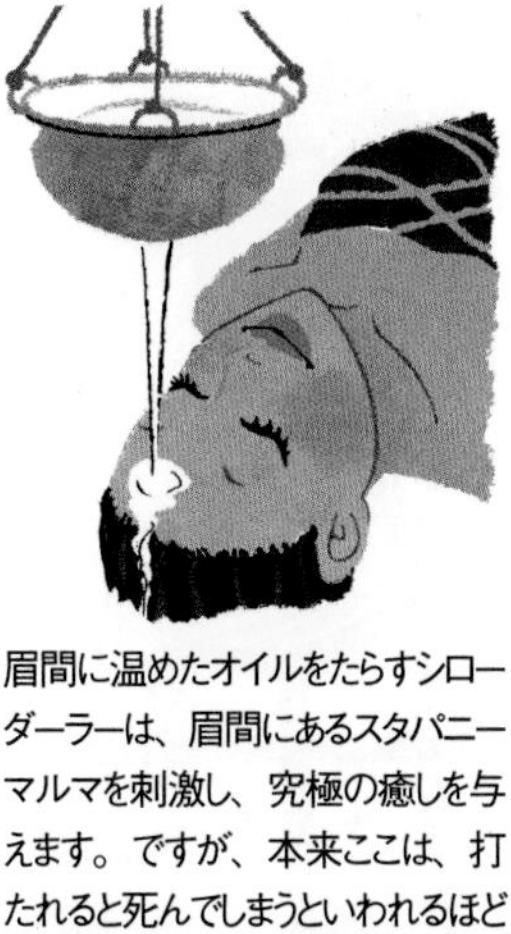

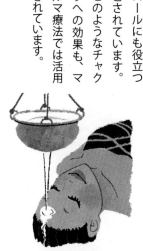

眉間に温めたオイルをたらすシローダーラーは、眉間にあるスタパニーマルマを刺激し、究極の癒しを与えます。ですが、本来ここは、打たれると死んでしまうといわれるほどの急所。第3の目とも呼ばれるアジュニャチャクラとリンクしています。

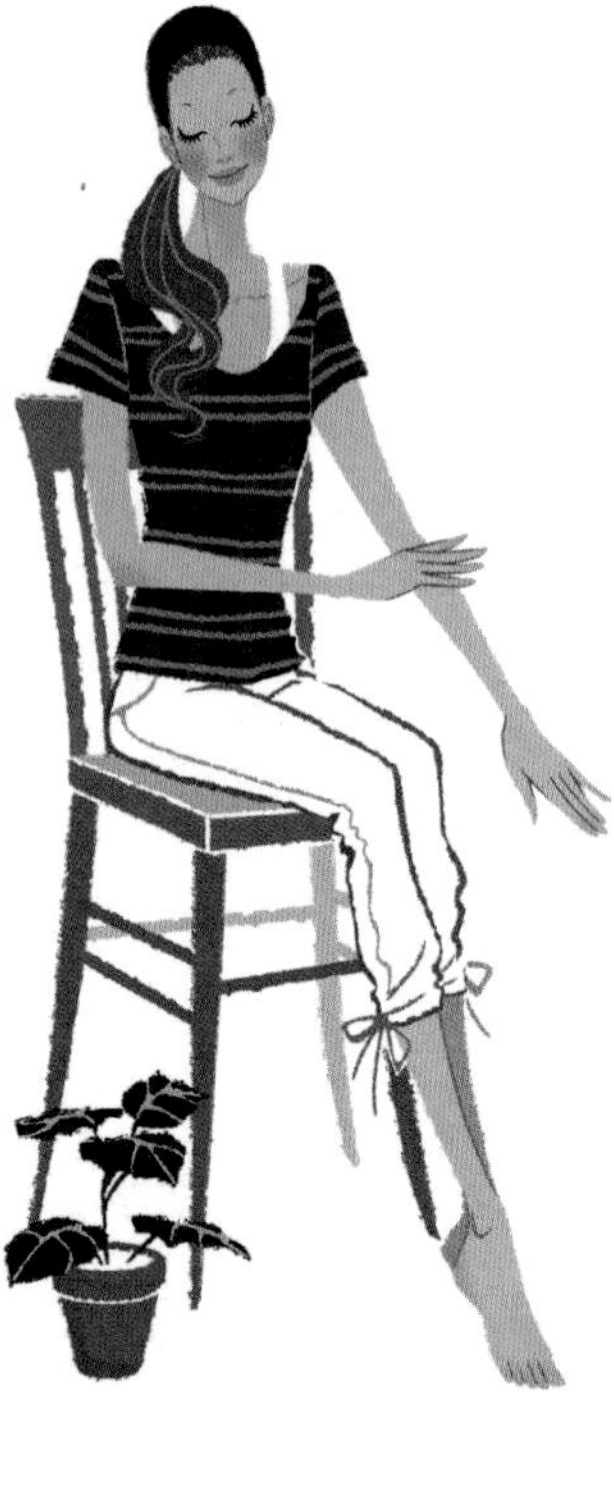

part ④

アーユルヴェーダ式マッサージ

MASSAGE

Massage

アーユルヴェーダ式マッサージとは？

体の中に、3つの性質に対応したゾーンがあると考え、ゾーンごとに刺激するマッサージ法。自分の今の性質に応じたゾーンを効果的にもみほぐしましょう。

Q ほかのマッサージと何が違うの？

A 体を3つのゾーンに分けて考えそれに応じた刺激を与えます

関連ページ▼148ページ

頭からつま先まで順にマッサージを行う点では、他のマッサージと同じですが、体を3つの性質に応じたゾーンに分けて、それぞれを効果的に刺激するのが特徴です。

Q すべての工程を行わないとダメ？

A 今の性質に対応したゾーンだけ集中的に行ってもOKです

関連ページ▼148ページ

各工程は1から順に行うと、3つの性質が調うため、順を追って行うのがおすすめですが、特にひとつの性質の過剰が気になるときや時間がないときは、その性質に対応した工程だけを行っても、効果があります。

Q 特別なサロンに行かなくてもできるの？

A 道具などは必要なく自宅でも簡単に行えます

このマッサージ方法は、アーユルヴェーダの考えにのっとって行いますが、特殊な道具は必要なく、自宅で簡単に行えます。ただし、季節によっては、オイルをつけてマッサージをしてもよいでしょう。春や夏は何もつけずに、秋から冬にかけては、乾燥が気になるようであればゴマ油がおすすめです。

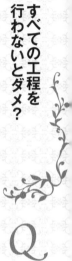

アーユルヴェーダ的に体を考える

体は3つのゾーンに分けられる

ヴァータ、ピッタ、カパという3つの性質には、対応する体のゾーンがあります。対応する箇所を刺激することで、過剰になってしまった性質のバランスを調えられるというわけです。

アーユルヴェーダ式のマッサージでは、全身をまんべんなくもみほぐすことも、3つの性質のバランスを調えるために有効ですが、自分の本質やその日の体調、季節、時間帯などに合わせてマッサージする箇所を変えることで、より効果的に心身に働きかけることができると考えます。

押し方を変えれば効果がさらにUP!

3つの性質ごとに、効果的なマッサージ方法は変わります。ヴァータは「じわー」、ピッタは「くるくる」、カパは「トントン」と刺激すれば、増え過ぎてしまった各性質を抑え、心と体のバランスをとることができるのです。

手のひらのゾーン

手のつけ根から順にヴァータ、ピッタ、カパに関係する。指にもゾーンがある。

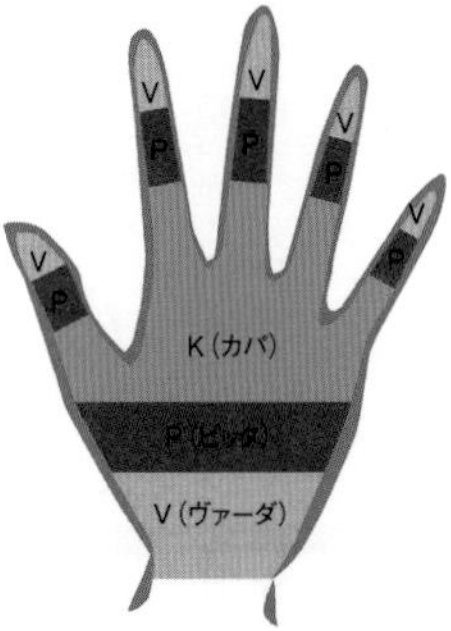

全身のゾーン

ヴァータは主に下半身、ピッタは腹部、カパは鼻〜胸のあたりが関係している。

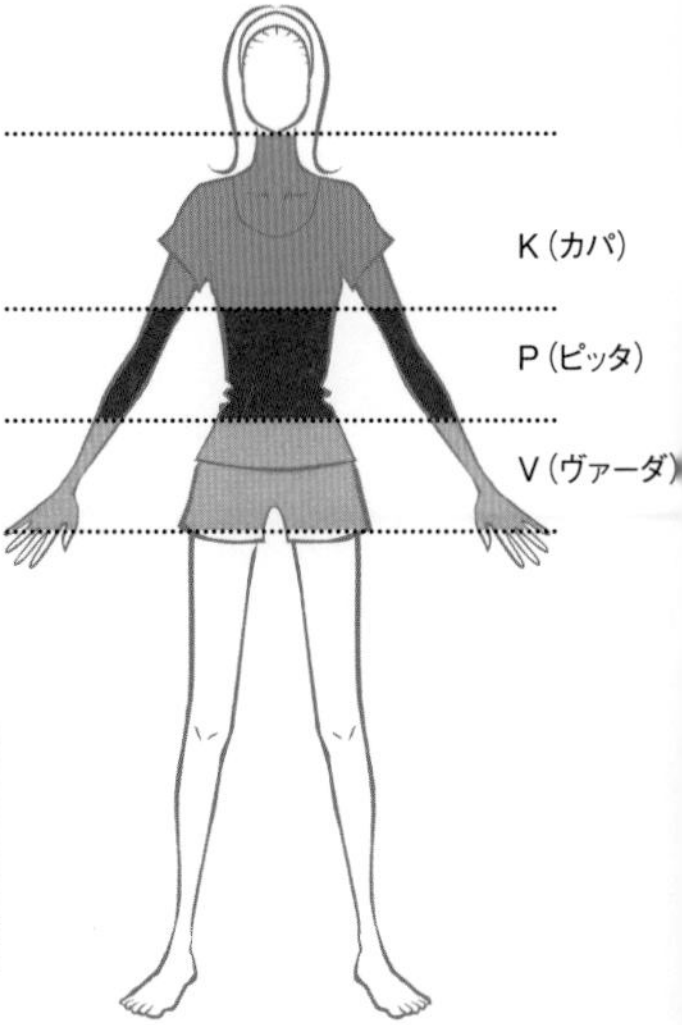

マッサージの注意点

- リラックスできる服装で行いましょう
- 満腹時を避け、食後すぐは行わないようにします

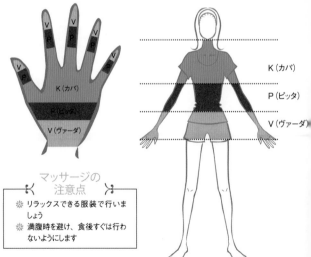

Massage

アーユルヴェーダ式セルフマッサージ

体のこりや性質の過剰を緩和することで、穏やかに過ごせるようになります。どれもひとりでできる簡単なマッサージなので、ぜひとり入れてください。

マッサージの基本手技

まずは、マッサージの基本となる4つの手技を覚えておきましょう。

さする

Vata Pitta Kapha

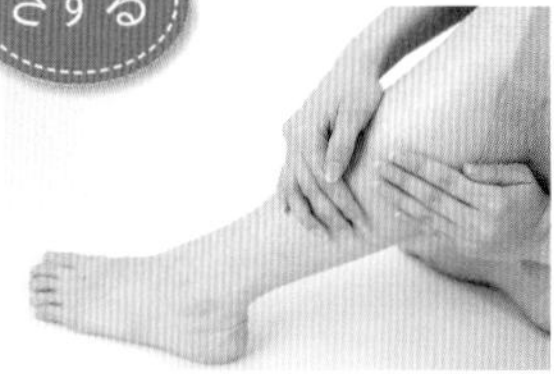

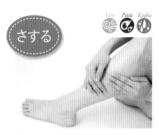

手のひらや指全体に圧をかけて行います。リラックス効果があり、どの性質の刺激にも有効です。

もむ

Pitta

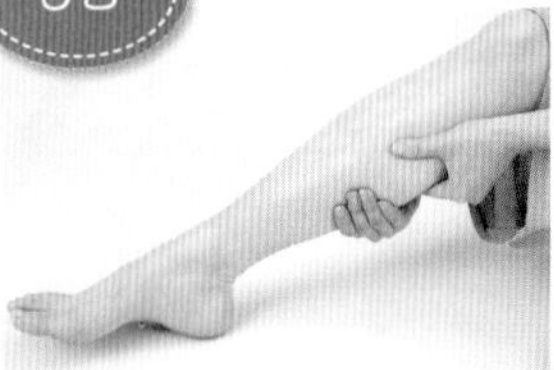

手のひらや指などを密着させ、圧力をかけながら行います。ピッタの過剰に効果的です。

たたく

Kapha

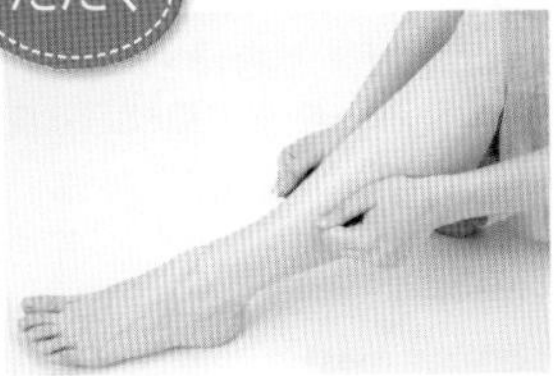

手やこぶしなどを使って、リズミカルに行います。軽くたたくことで、過剰なカパを減らします。

押す

Vata

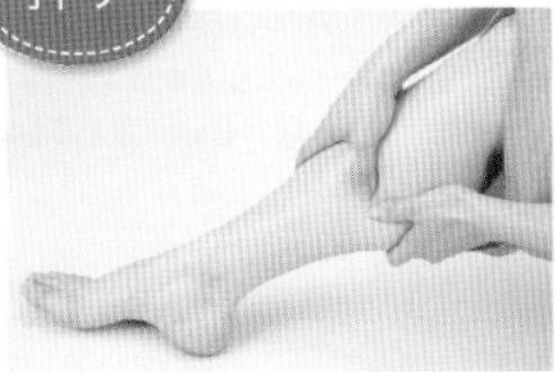

手のひらや指を使って圧力をかけながら押します。ゆっくり押すとヴァータの刺激に効果的です。

各性質を効果的に刺激する手の形

ゾーンを意識することに加え、手の形を変えて各性質にアプローチしましょう。

カパ

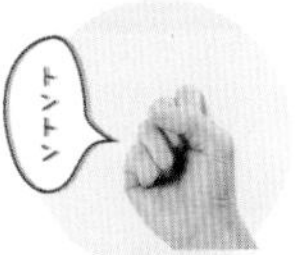

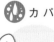

停滞しているカパには、こぶしなどでトントン刺激を与えて、エネルギーを活性化させます。

ピッタ

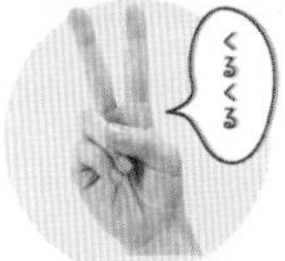

イライラしたピッタには、人差し指と中指でくるくると回して、エネルギーを逃がします。

ヴァータ

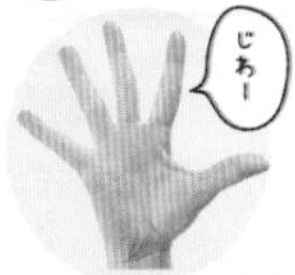

フワフワしたヴァータは、手のひら全体をつかってじわーっと刺激すると、落ち着きます。

頭

イライラする、集中できない……などのストレスは、頭皮にも影響を与えています。疲れた頭皮はカチカチに固まっていることも。リラックスを心がけ、各工程を5回程度行いましょう。

ヴァータを調える Vata

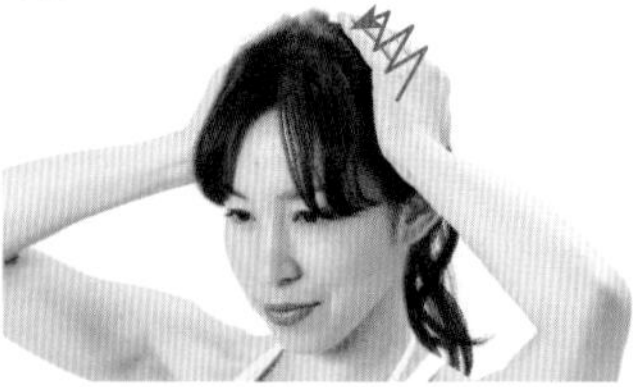

手のひらを使い、頭全体をじわーっと圧をかけて、押す。落ち着かない、焦ってしまうときに。

ピッタを調える Pitta

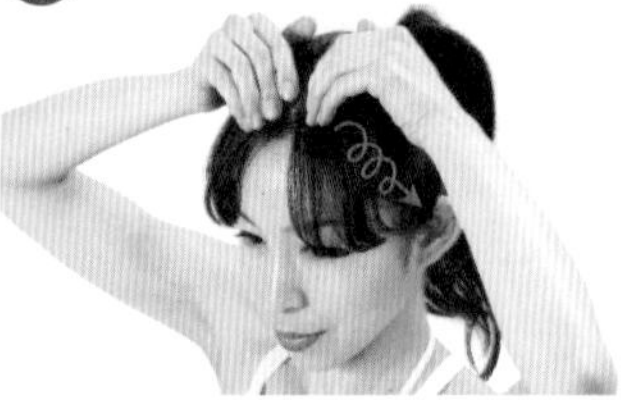

指の腹を使って強めの圧をかけ、生え際からくるくると円を描くように回す。イライラするときに。

カパを調える Kapha

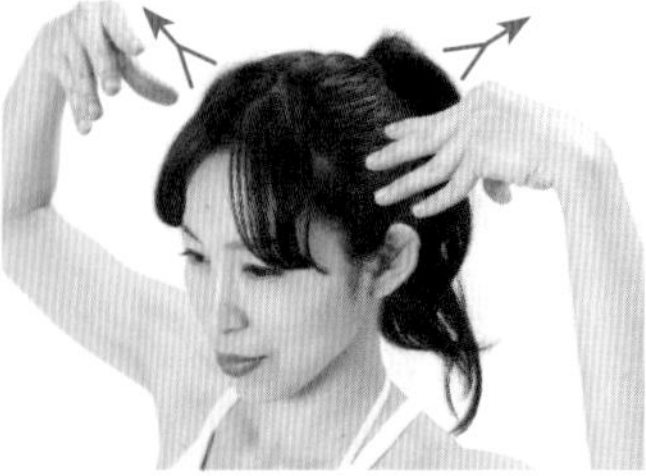

指の腹を使って頭皮をつかみ、リズミカルにトントンはじく。やる気が出ない、重だるいときに。

首

肩こりは自覚しているのに、首のこりには気づいていない人もいます。筋肉を動かして刺激し、老廃物を流すことで、こり固まった首をリラックスさせましょう。各工程を5回ずつ行い、今の状態に合わせてツボを刺激しましょう。

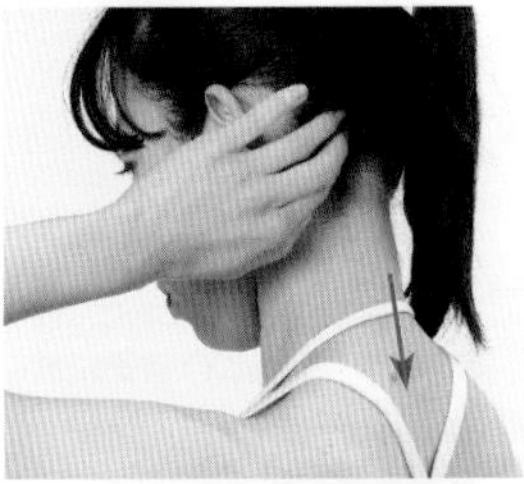

1

親指以外の4本の指の腹を使って、上から下へうなじを押し、刺激する。

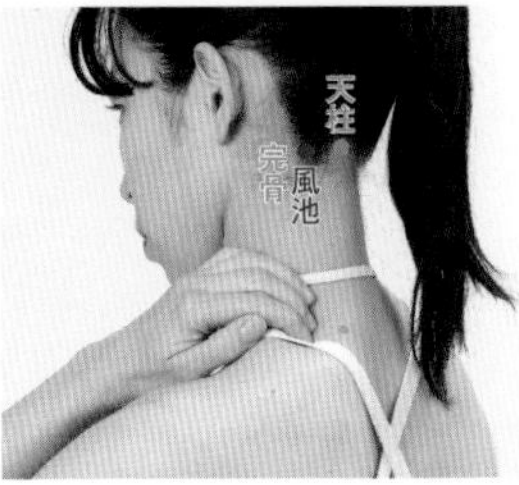

2

そのまま手を下ろし、首のつけ根をグッと押す。

性質ごとの押す位置のPOINT

ヴァータ	天柱（てんちゅう：首の中心から指ひとつ分外側）を中心に。
ピッタ	風池（ふうち：首の筋の外側にあるくぼみ）を中心に。
カパ	完骨（かんこつ：耳の後ろの骨の隣のくぼみ）を中心に。

※ヴァータ、ピッタ、カパの各印は、それぞれの性質のバランスを調えることを意味します。

顔

すべての肌質におすすめで、特にむくみが気になるとき、顔がくすんで見えるときなどにとり入れたいマッサージ。洗顔後、乳液やクリームをつけた際に行うといいでしょう。各工程を5回ずつ行います。

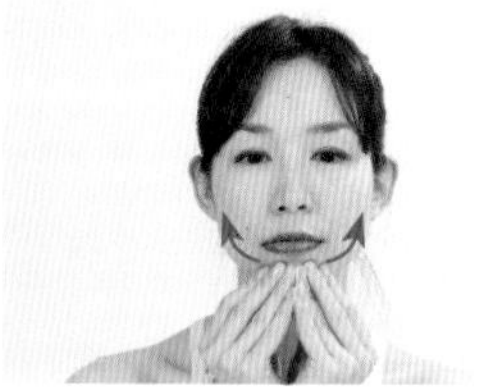

1

親指をあごの骨の下にあて、残りの4本の指はあごの前側にあてる。そのまま耳の下まで押す。

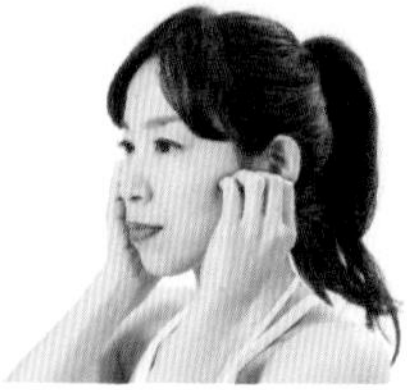

2

完骨(耳の後ろのツボ)を親指でググッと押さえる。

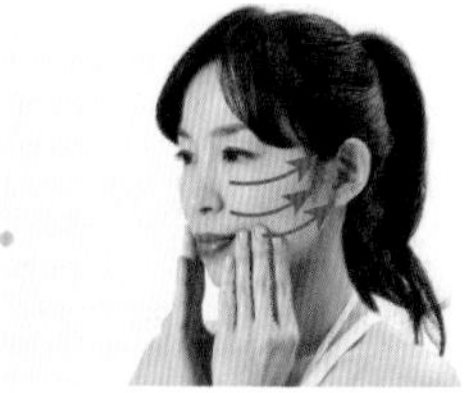

3

口角から顎関節の下、口角と小鼻の間から額関節、小鼻から顎関節の上の3ラインをさする。

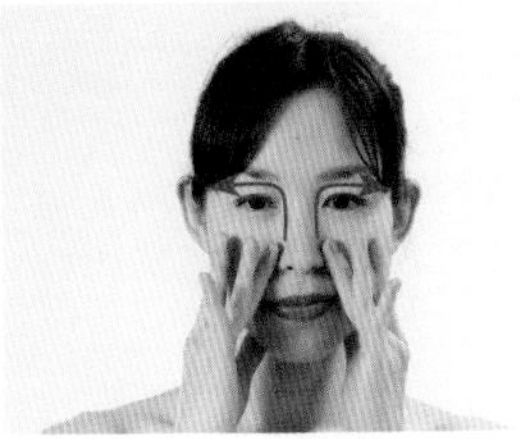

④

人差し指、中指、薬指で、小鼻の横から鼻筋、まゆの下、こめかみまでをさする。

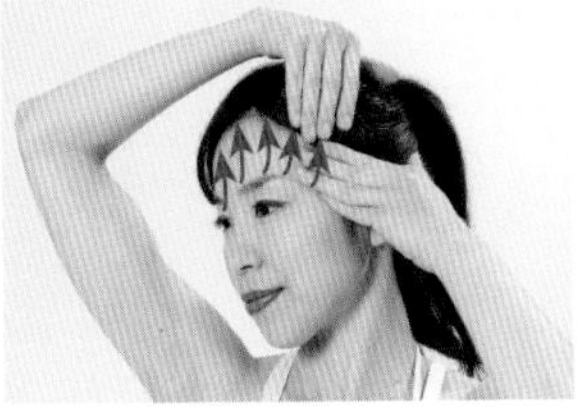

⑤

指の腹を使い、目じりからこめかみ、まゆ上から頭皮と、皮膚を頭皮に押し込むようにさすり上げる。

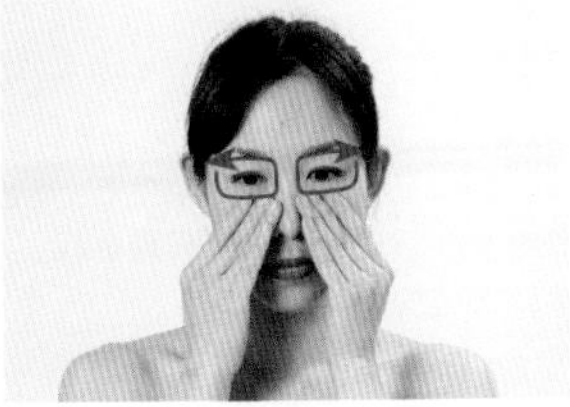

⑥

こめかみから目の下、鼻筋、まゆの下を通り、再度こめかみまでさする。

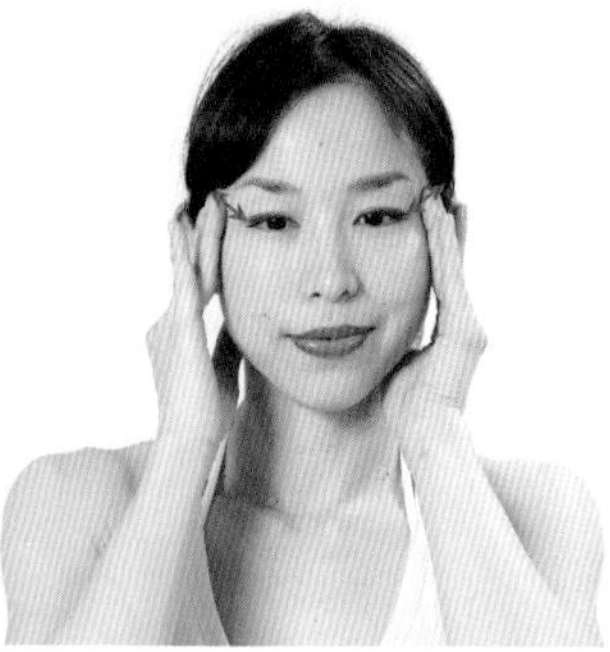

7

目尻をグッと生え際に向かって押し上げ、優しく手前に戻す。

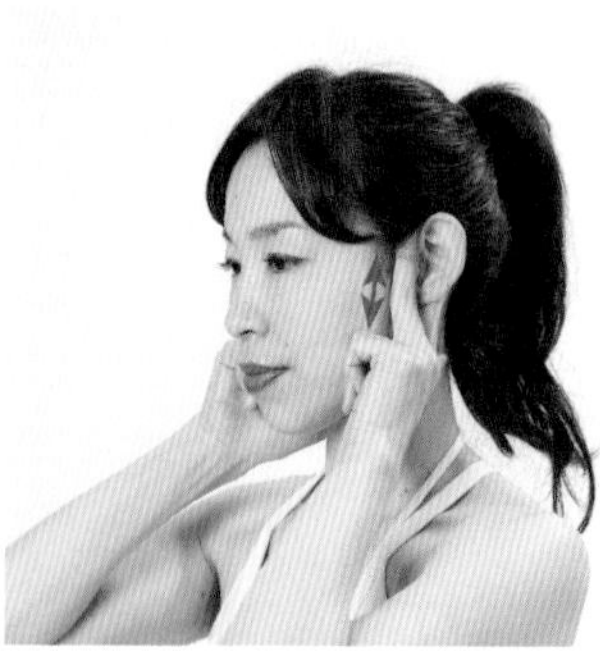

8

人指し指と中指で、耳を挟んで上下に動かす。

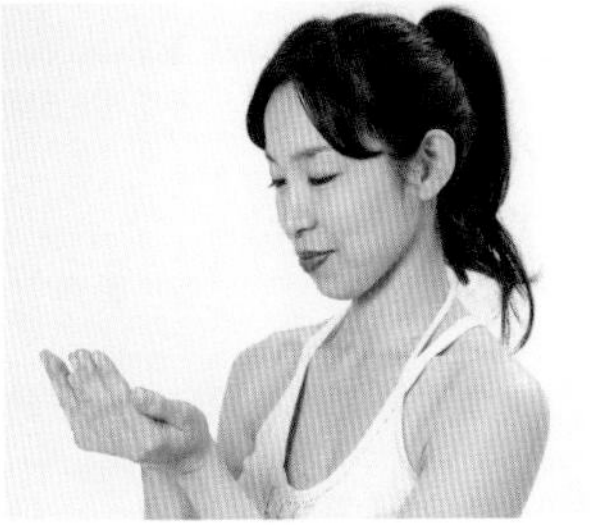

9

両手を前に出し、手のひらに自分を美しくするエネルギーが満ちていることをイメージする。

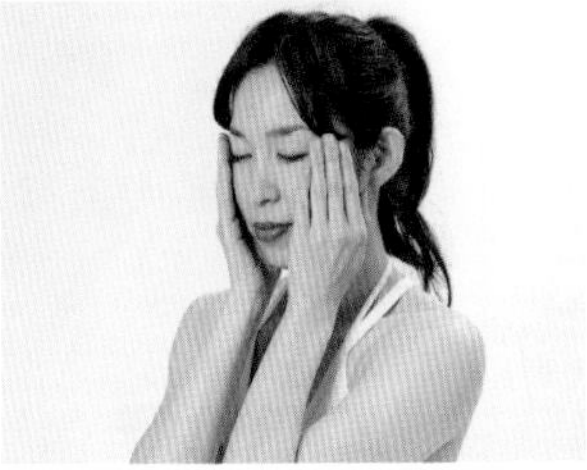

10

手のひらに集めたエネルギーを顔にあてるようにして、両手で頬を包み込む。

Column

アーユルヴェーダ式マッサージの心がけ「空《くう》」

アーユルヴェーダで考える五大元素のひとつ「空」は、あくせくしない、ゆとりをもつ、結果を求めすぎないなど、調和がとれた状態です。マッサージを行う際には、落ち着いてこの「空」を意識しましょう。ゆとりこそがあなたを美しくするのです。

肩

肩の筋肉を動かし、老廃物やリンパ液を流すことで、肩こりや肩こりからくる頭痛を解消します。各工程を5回程度行います。

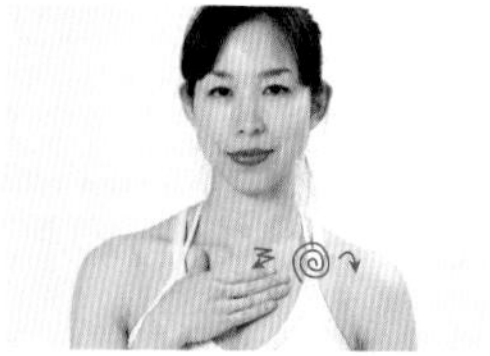

1 Vata Pitta Kapha

鎖骨の内側から外側の順に、ヴァータゾーンをじわーっとさすり、ピッタゾーンをくるくる回し、カパゾーンをトントン叩く。各工程を5回程度行う。

増えている性質別 刺激したいPOINT

鎖骨の内側から順に、ヴァータゾーン、ピッタゾーン、カパゾーンに分かれます。

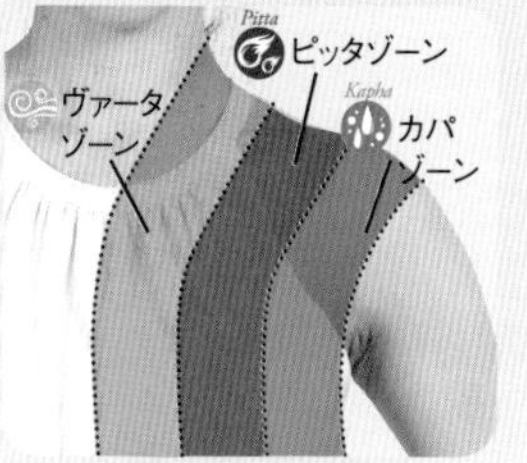

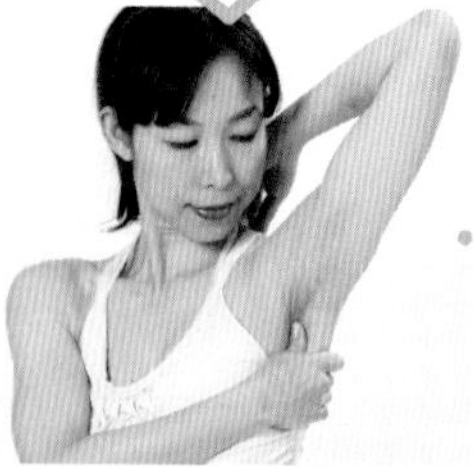

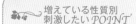

2 Kapha

脇の下をグッとつかんで、カパゾーンの刺激をする。肩甲骨を押してはがすイメージ。

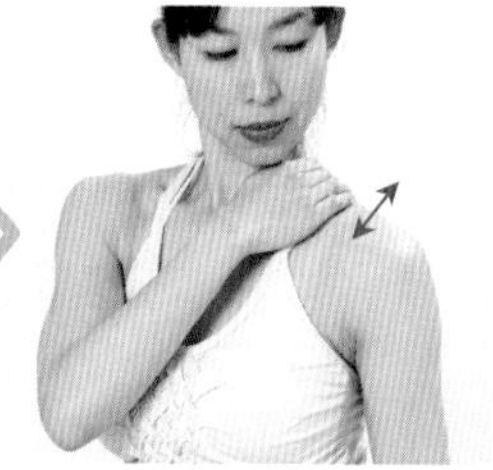

3 Vata Pitta

肩の筋肉（ピッタゾーン）をグッと押しながら、前後にさする。ヴァータはより首に近いゾーンを刺激。

腕

腕の末端まで刺激することで、むくみや冷えを解消するマッサージ。肩同様、腕がこっている人も多いので、定期的にもみほぐして。各工程を5回程度行います。

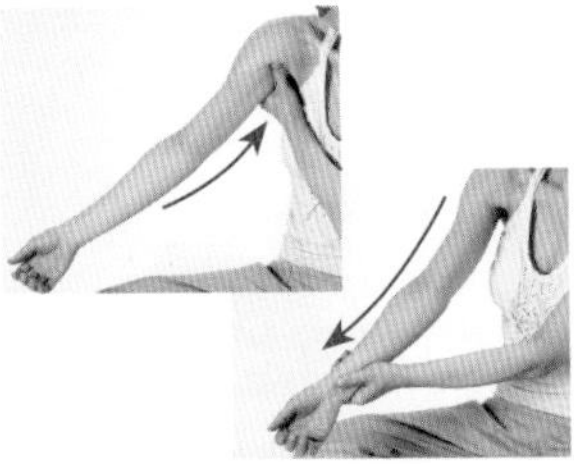

1 Vata

手首から脇までさすり上げ、脇に老廃物を流し込んだら、指先までさする。

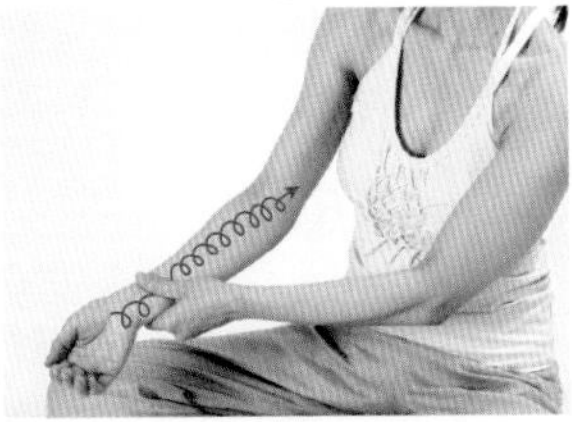

2 Pitta

手首から脇まで腕の中心に指をあて、円を描くよう刺激する。

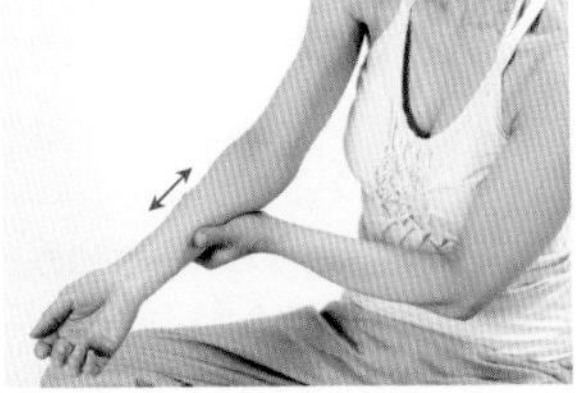

3 Kapha

手首から脇まで、腕を親指と4本の指ではさみ上下にさする。

お腹❶

お腹への刺激は、便秘解消やシェイプアップに効果があります。便秘はデトックスのいちばんの敵。マッサージを習慣にして溜め込まないようにしましょう。各工程を5回程度行います。

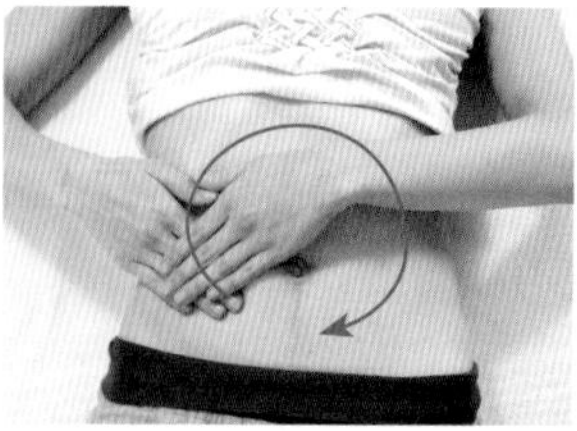

1 *Vata*

両手を重ね、おへそのまわりを時計まわりに円を描くように、強めにさする。

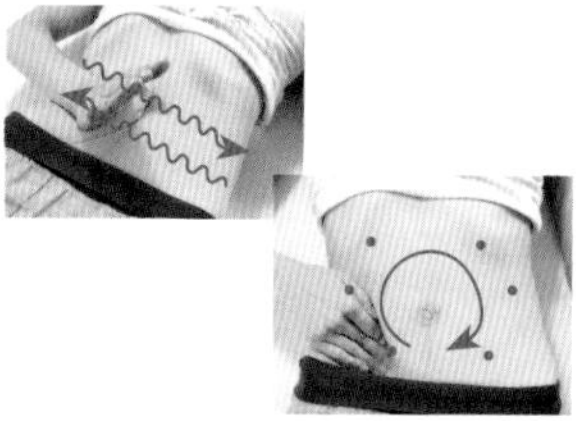

2 *Pitta*

脇腹から脇腹へ波を打つように左右に刺激し、左下から、6か所を時計まわりに押す。

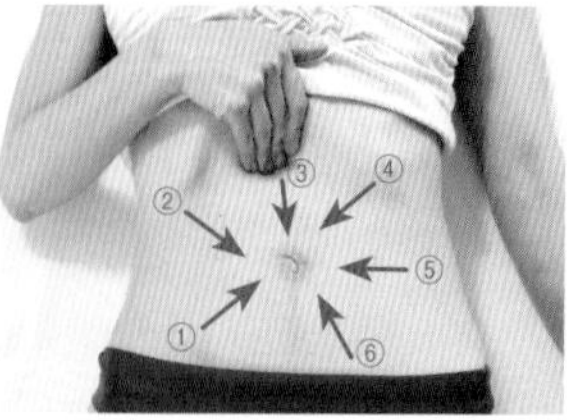

3 *Kapha*

左下から時計まわりに、矢印のように6か所をおへそに向け強めに押す。

お腹②

背中や脇腹を刺激して、老廃物やリンパを流せば、さらにシェイプアップ効果が望めます。下腹部のヴァータゾーンは冷えやすいので血行をよくしましょう。各工程を5回程度行います。

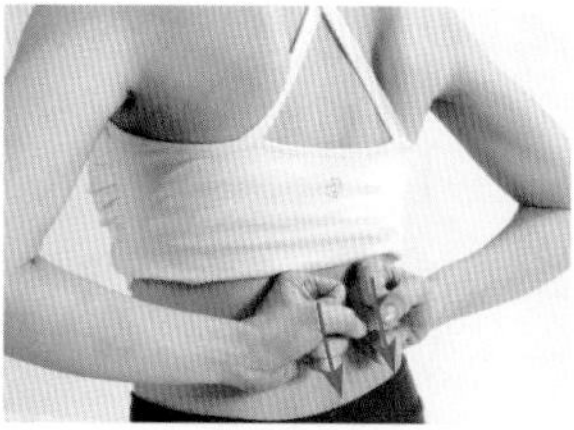

① Vata

背骨の脇（ヴァータゾーン）を、握りこぶしでさする。

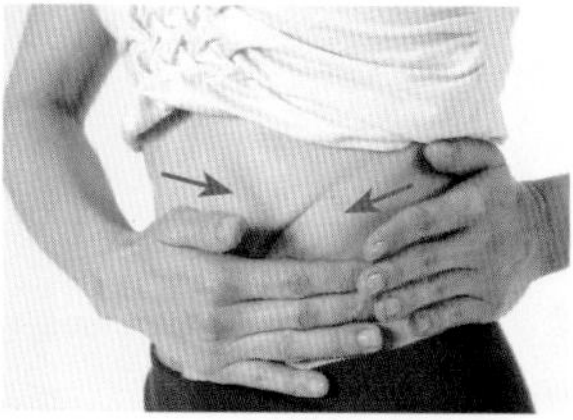

② Kapha

両手を交互に使い、強めの力で脇腹からおへそに向かってさする。反対側も同様に行う。

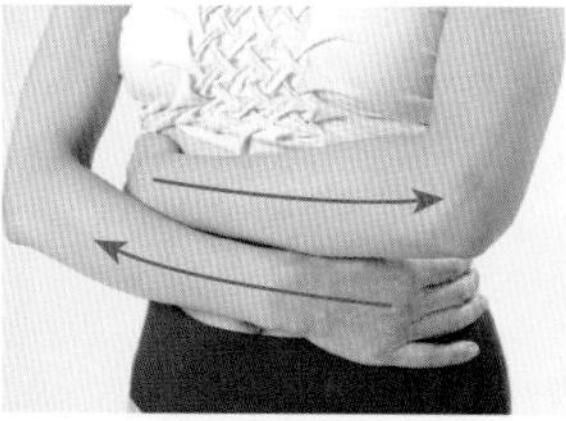

③ Pitta

腕をクロスし、手を引きながら手のひら全体でお腹をさする。

脚

足先が冷える、夕方になると脚がパンパンにむくんでしまう……、という悩みをもつ女性は多いもの。足先から太ももまでマッサージをして、冷えとむくみを解消しましょう。各工程を5回程度行います。

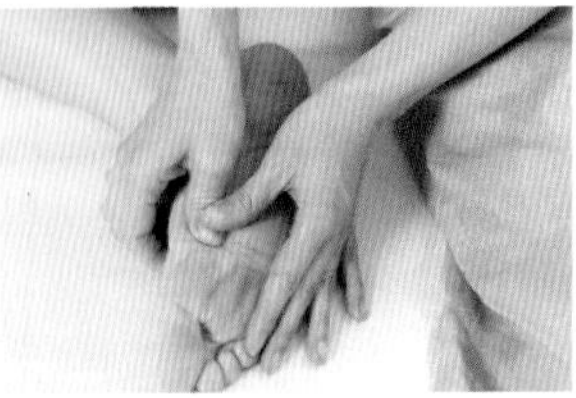

1 Vata

両手の親指を重ね、足の親指から土踏まずを、外側に開くようにじっくり押す。

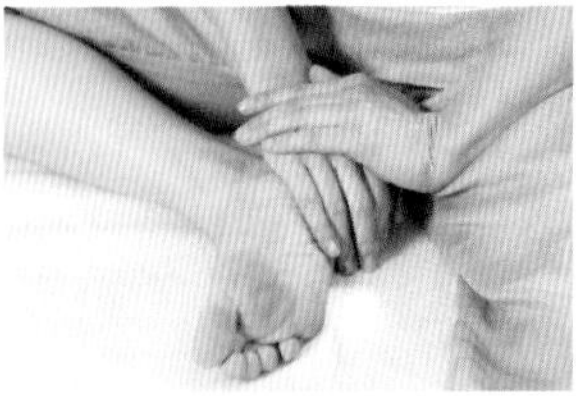

2 Vata

手のひらを使い、かかとの内側を中心に向けて押す。

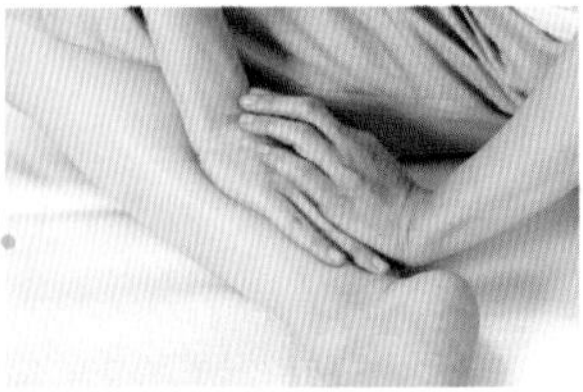

3 Vata

脚の骨のきわに沿って、ふくらはぎを手のひらで押す。

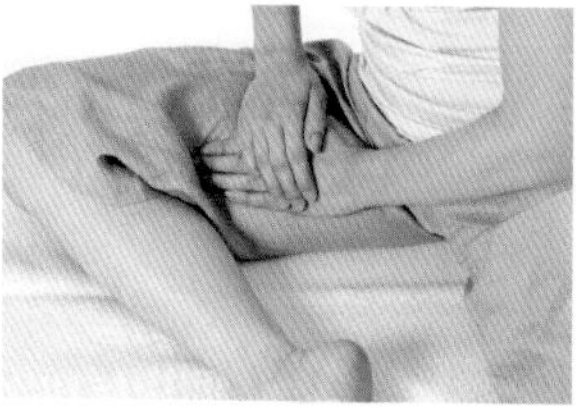

4 Vata

内ももを中心に向けて押し、脚のつけ根も押す。反対側の脚も同様に行う。

性質ごとの押す位置のPOINT

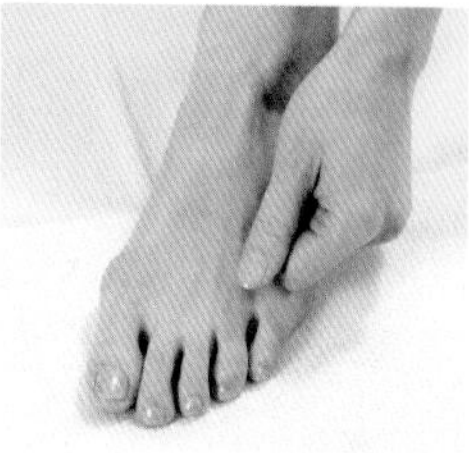

Kapha
カパを調える

こぶしを使って、脚の横をトントンと叩き上げ、足の甲、ふくらはぎ、ももの内側、脚のつけ根へと叩いていきます。

Pitta
ピッタを調える

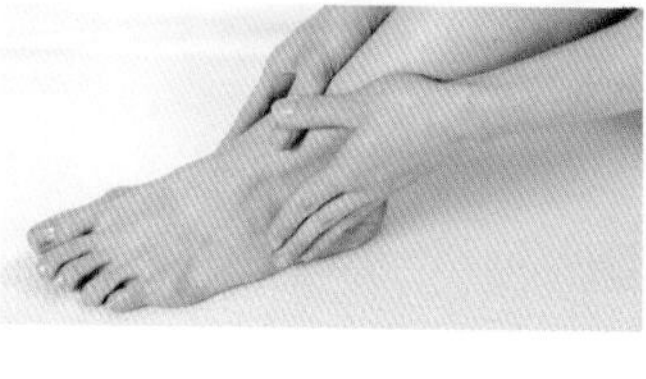

ピッタの場合は、骨のきわを内側にもみ込むようにくるくると押し、足の甲、ふくらはぎ、ももの内側、脚のつけ根へと回していきます。

簡単!

Hand Reflexology

ハンドリフレクソロジー

手のひらにある、3つのゾーンをもみほぐすハンドリフレクソロジー。手のひらの刺激で、全身に効果があります。一連の流れは10分程度で行え、①〜⑫まで通して行うことで、各性質のバランスを調えてくれます。

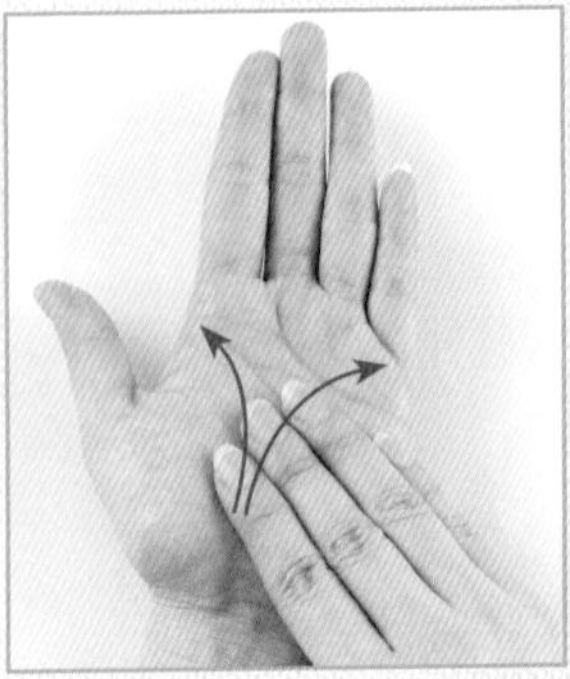

1

Vata　Pitta　Kapha

手のつけ根のあたりから指のつけ根まで、もう片方の手の４本の指を手のひら全体にすべらせる。

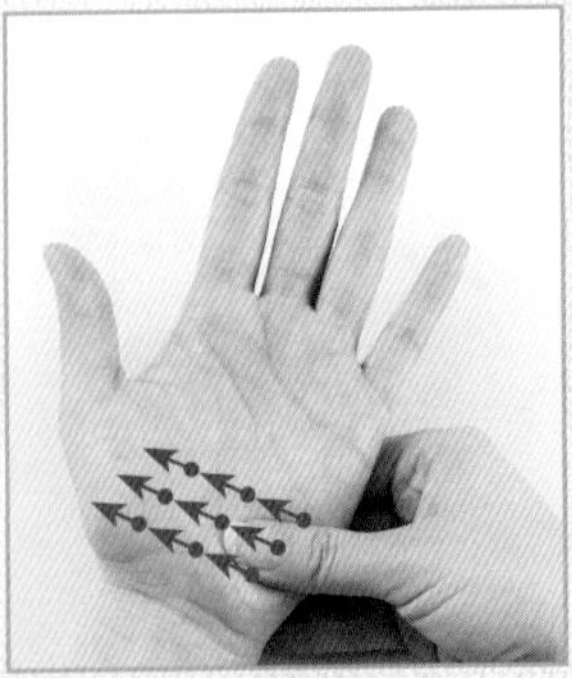

2

Vata

手のつけ根のヴァータゾーン（腰や生殖器に影響する）を親指で刺激しながらすべらせる。

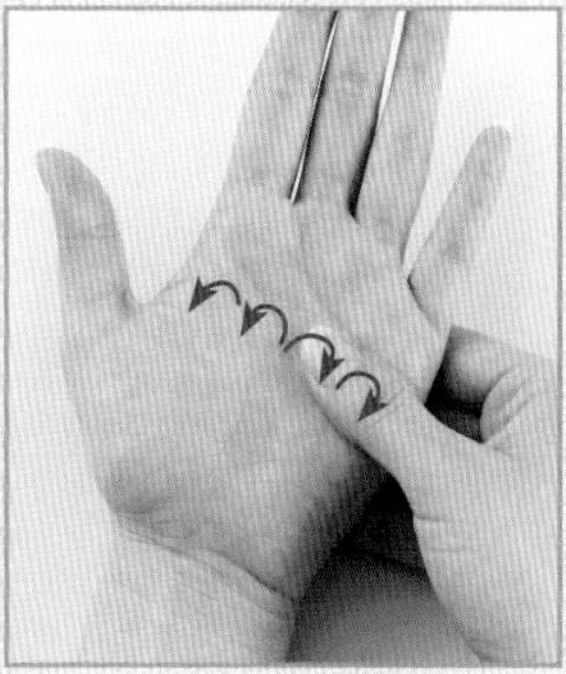

3 Pitta

手の真ん中のピッタゾーン（胃、肝臓など消化器系に影響する）を、中心から外に向かって、半円を描くように押す。

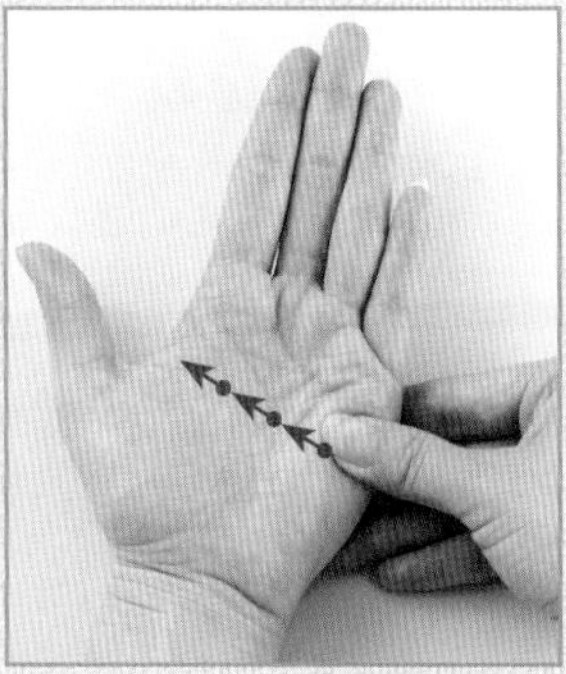

4 Vata Pitta Kapha

手のひらの真ん中にある、横隔膜の反射区（神経の興奮を抑える）を、親指で刺激しながらすべらせる。

次ページへ

※P149の手のひらのゾーンも参考にして行いましょう。また、ハンドクリームなどをつけて、指のすべりをよくしてから行うと効果的です。

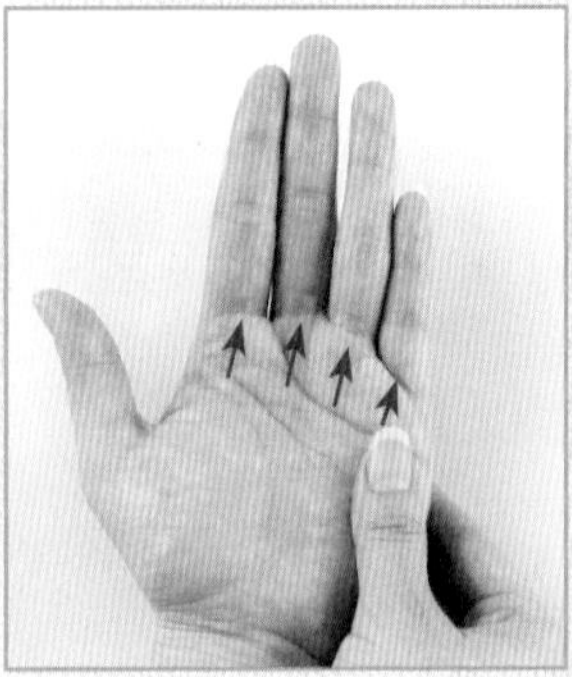

5

Kapha

手のひらの上のほう、カパゾーン(肺、甲状腺、呼吸器系に影響する)を指のつけ根に向けて素早くさする。

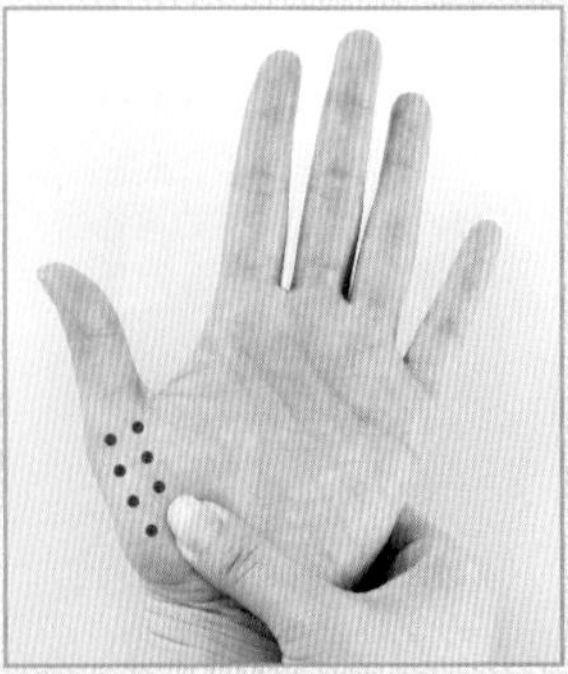

6

Vata Pitta Kapha

母指球を手首側から親指のつけ根に向けて、少し強めで痛くて気持ちいい程度にググッと押す。

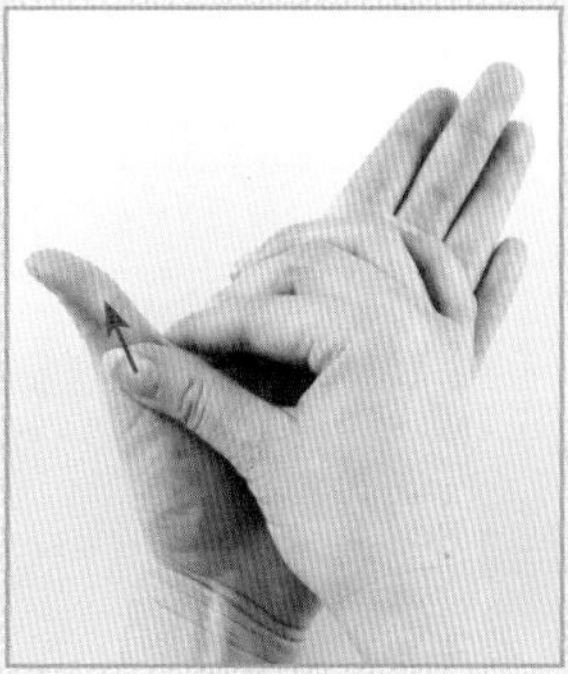

7 Kapha

各指のカパゾーン（指のつけ根から第二関節まで）を上に向かって素早くさする。

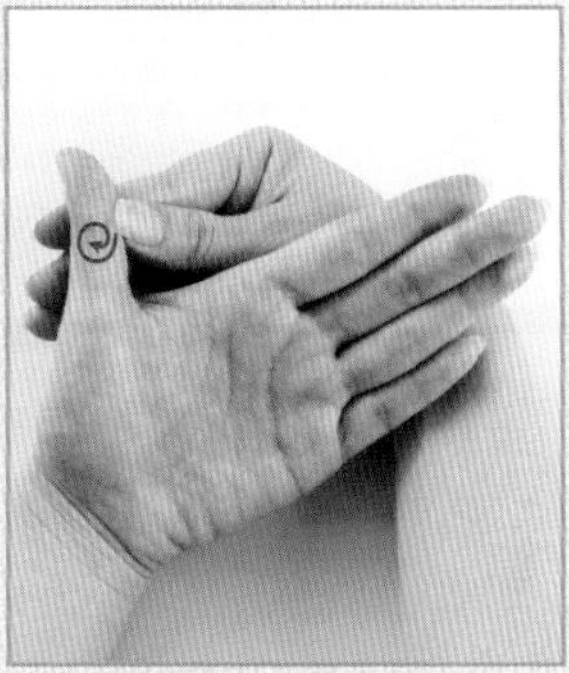

8 Pitta

各指のピッタゾーン（第二関節から第一関節の間）をくるくると円を描くようにもみほぐす。

次ページへ

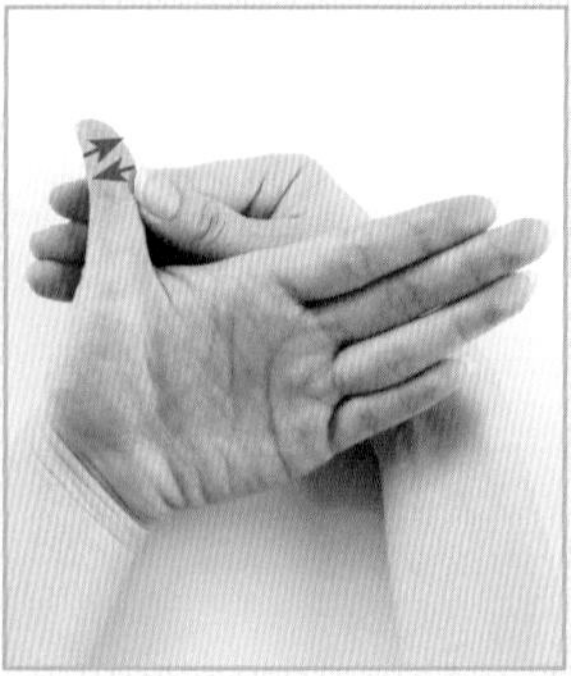

9

Vata

各指のヴァータゾーン（第一関節から指先）を左右にさするようにじわーっと刺激する。

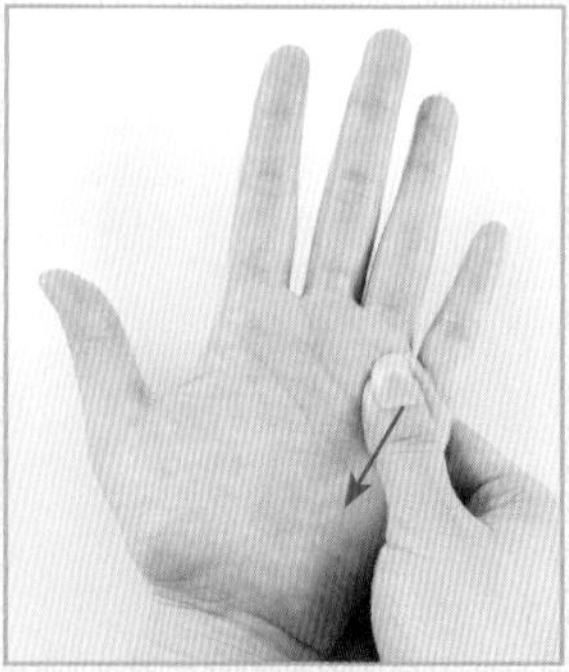

10

Vata Pitta Kapha

薬指と小指の骨の間にある肩に影響するゾーン（肩こりに効果がある）のラインを上から下に刺激する。

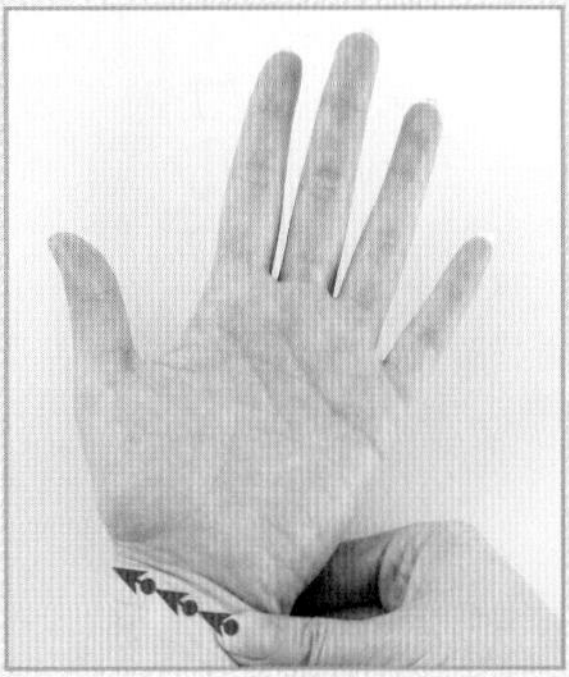

11

Vata Pitta Kapha

手首にある生殖器に影響するゾーン（生理のトラブルに意味がある）のラインを親指をすべらせて刺激する。

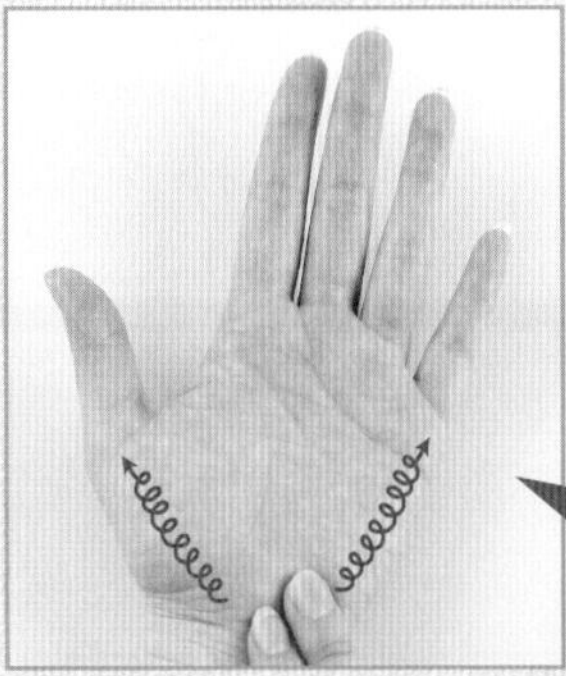

12

Vata Pitta Kapha

手のひらの小指側にある肘や膝の反射区、親指側の背骨の反射区をくるくる刺激する。

Finish!!

ひと通り終わったら、
手首や手を軽く振ります。
もう片方の手も
同様に行いましょう。

Column

アーユルヴェーダ式毒出しマッサージ

乾いた布で皮膚をこする「ガルシャナ」。
水のエネルギーを調整するアーユルヴェーダのケア方法です。

オイルを使わないセルフボディケア

アーユルヴェーダのトリートメントといえば、オイルを使うものというイメージが強い人も多いでしょう。しかし、地と水のエネルギーが強くなり、カパが増えている状態では、オイルを使わないケアからはじめるのがベター。なぜなら、オイルを使うと、油によってさらに水の性質が増えてしまうためです。このようなときにおすすめなのは、絹の手袋を使ったマッサージ法「ガルシャナ」。乾いた布で全身を摩擦することで、水のエネルギーを減らします。

絹の手袋以外にも、麻や木綿など優しい肌触りの天然布であれば、代用することも可能です。各所の皮膚を5〜10分ほど速めにこすることで、カパの性質によって冷えて湿った皮膚が温まります。日本の乾布摩擦や韓国のアカスリにも考え方が似ています。

ガルシャナは市販の手袋があれば、自宅でも簡単に行えます。ガルシャナで水のエネルギーが調ったあとオイルトリートメントを行うと、心身ともにより爽快になりますので、ぜひ試してみてください。

ガルシャナ用絹の手袋

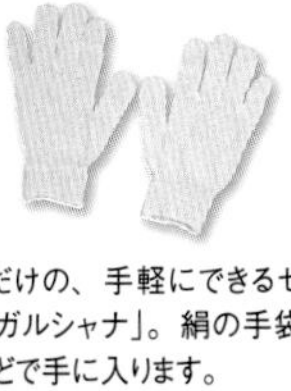

こするだけの、手軽にできるセルフケア法「ガルシャナ」。絹の手袋は日用品店などで手に入ります。

アヴィヤンガ用オイル

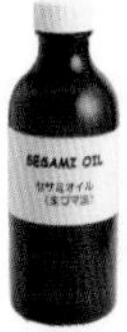

アヴィヤンガとは、オイルトリートメントのこと。生搾りのゴマ油で行われることが多くあります。

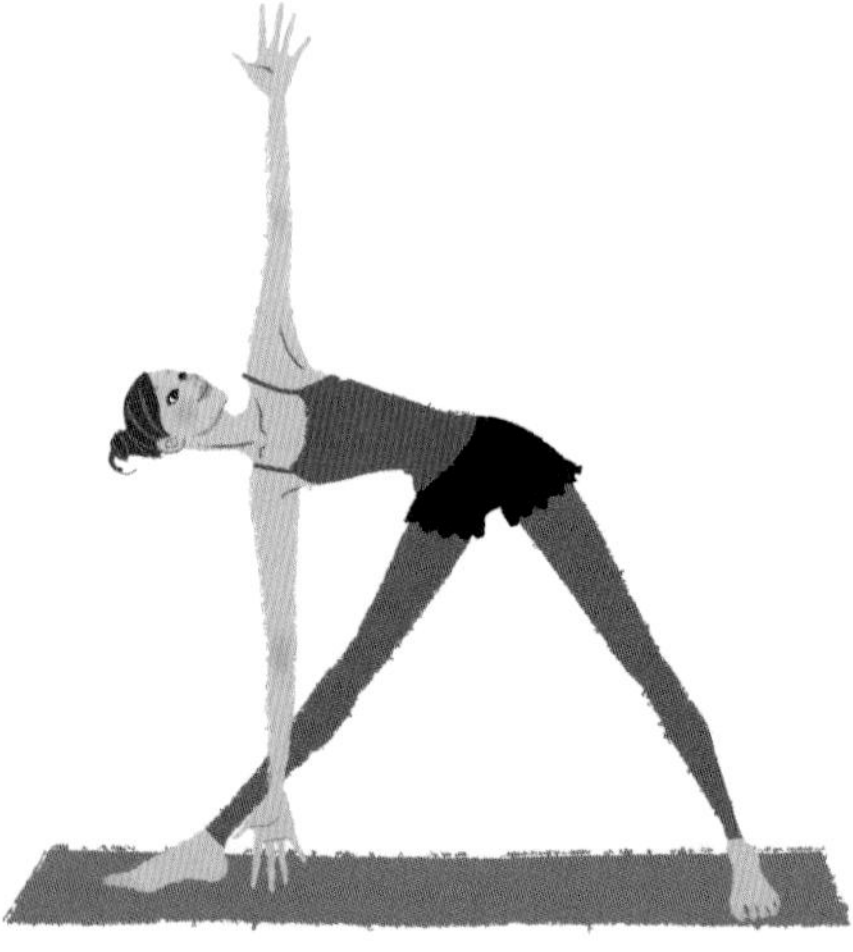

part ⑤

ヨーガ
（ポーズ・呼吸法・瞑想）

YOGA

Massage

ヨーガとは？

ヨーガとは、ポーズ、呼吸、瞑想の3つからなっています。この3つとアーユルヴェーダとのつながりについて紹介します。

Q ヨーガはアーユルヴェーダにおいてどんな位置づけなの？

A 3つの性質を調えるためのセルフケアのひとつです

関連ページ▼176ページ

アーユルヴェーダを実践する人の多くは、日常的にヨーガも実践しています。それは、自分の性質を調え、今の自分にとってよりよいバランスにするためにヨーガが有効だからです。例えば、ヴァータが増えているときには、ヴァータを抑えるポーズをしてバランスをとります。

Q 体が硬くてもポーズはとれる？

A 体の硬さは関係ありません無理のない範囲で行いましょう

関連ページ▼176ページ

体の硬さはまったく関係ありません。硬ければ硬いなりに、体の声に耳を傾けポーズをとればよいのであって、上手にポーズをとること＝ヨーガではないのです。むしろ、体が硬いほうが、自分の体の状態に気づきやすいこともあります。

Q なぜ呼吸法を行うの？

A 心と体をつなぐかけ橋だからです

関連ページ▼198ページ

ピッタが過剰になりイライラしているとき、呼吸を意識してみると息が上がっているはずです。その場合はピッタを落ち着ける呼吸法で心と体を鎮めます。また一日の中で、時間帯ごとに合った呼吸法もあります。性質を調えるのに、呼吸法はとてもよい方法なのです。

Q 瞑想って難しそうですが……

A まずは静かに座って呼吸を意識してみて

関連ページ▼204ページ

瞑想は難しそうでできそうもない、と考える人もいるでしょう。ですが、心を落ち着け、普段何気なくしている呼吸に注意を向けるだけでも、瞑想になるのです。瞑想のあとには、頭がスッキリし、仕事の効率などもグンとよくなります。ぜひ行ってみてください。

ポーズ
Pose

ヨーガのポーズは瞑想のためにあります

ヨーガをしてみたいけれど、体が硬いからできない……。そう考える人が多いようですが、実際には、体の硬さはヨーガの効果にまったく関係がありません。ヨーガのポーズは、もとをたどると、瞑想のために長時間座っていた修行者が、より瞑想しやすい方法を、とポーズをとったことにはじまります。ですから、きれいな完成形のポーズをとることが目的ではなく、ポーズをとることで、自分の体の状態をきちんと見つめることができれば、それがヨーガなのです。

昔のヨーガの聖典には、「ヨーガとは心の働きを止滅《しめつ》させることだ」という定義がありま す。心を止滅させるとは、心を静かにすることと同じです。ゆったりと静かに呼吸ができれば、心も体も静かになります。ですから、体の硬さに心が振り回されないようにすることが大切です。

アーユルヴェーダ的なポーズのとり入れ方

アーユルヴェーダの考えでヨーガを行うと、地、水、火、風、空の5つのエネルギーをポーズにとり入れられます。一日の時間帯や季節、天候、体調に合わせ、ヴァータ、ピッタ、カパの3つの性質に合ったポーズがとれるのです。

例えば、朝は地のエネルギーが強く、落ち着きや停滞などがあらわれるカパの時間。そこで、カパに有効な胸を開くポーズを重点的に行います。また、そのほかの時間帯でも、やる気が出ないなど、重い地のエネルギーが強まっているときにも、胸を開いて増えすぎてしまったカパのバランスを調えましょう。

ポーズの注意点

- 動きやすい服装で行いましょう。
- 食後を避け、なるべく空腹の状態で行いましょう。
- 体調が悪いときは控えましょう。
- 呼吸は、鼻から吸って鼻から吐くのが基本です。

用意するもの

- ヨガマット（バスタオルでも可）
- 動きやすい服装

※片脚ずつ行うポーズや片側だけ倒すポーズの場合は、一連の流れが終わったあとに、反対側も同様に行ってください。

全身のめぐりをよくする

簡単に全身のめぐりをよくするポーズです。エネルギーの流れをよくすることで、３つの性質のバランスが調い、また、疲れにくい、免疫力アップなどの効果が期待できます。

①

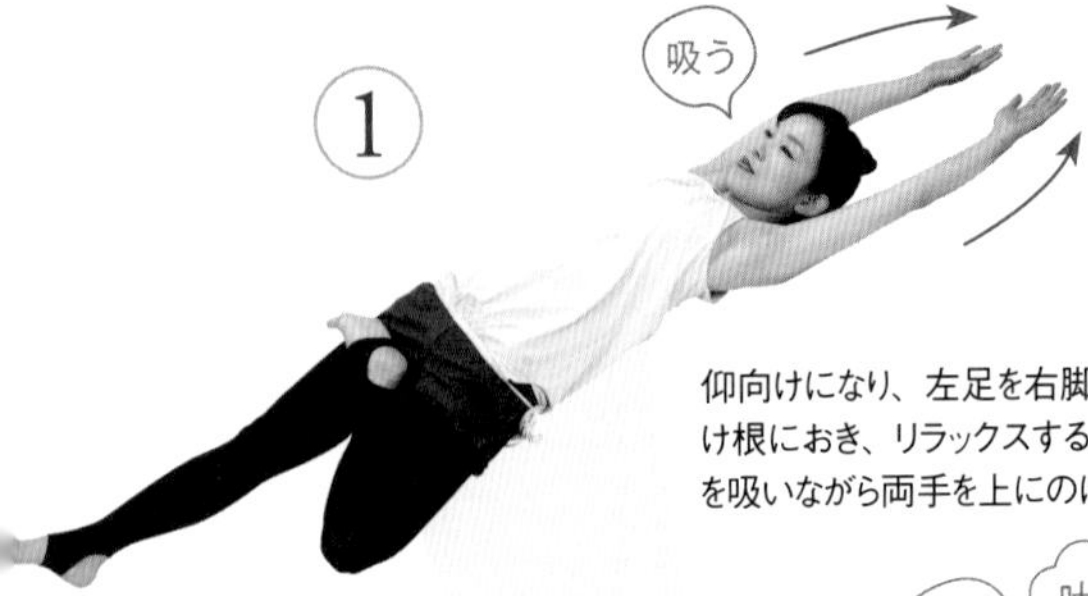

仰向けになり、左足を右脚のつけ根におき、リラックスする。息を吸いながら両手を上にのばす。

②

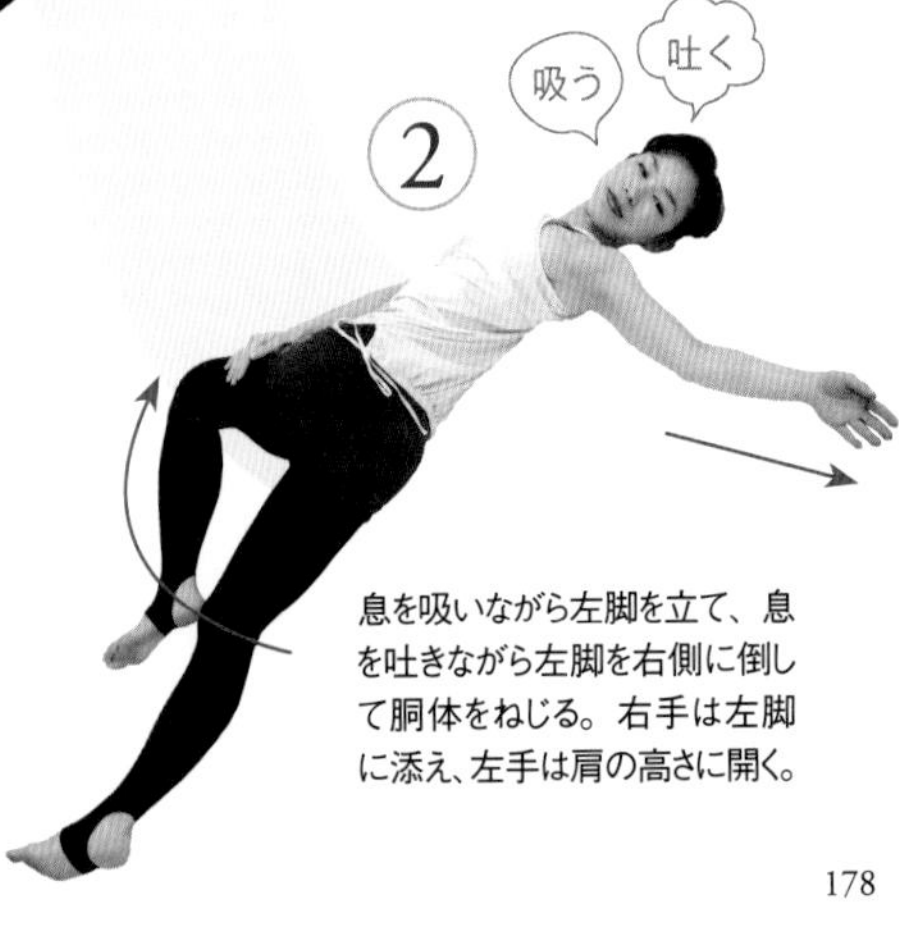

息を吸いながら左脚を立て、息を吐きながら左脚を右側に倒して胴体をねじる。右手は左脚に添え、左手は肩の高さに開く。

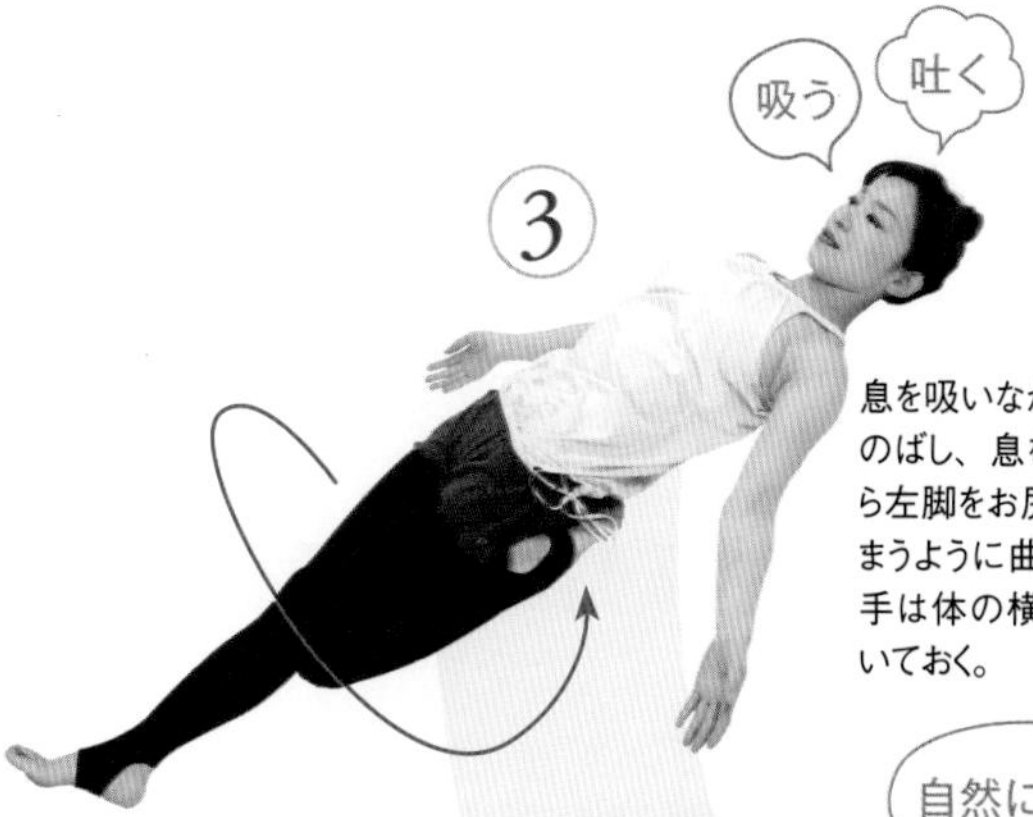

息を吸いながら左脚をのばし、息を吐きながら左脚をお尻の下にしまうように曲げる。両手は体の横に楽においておく。

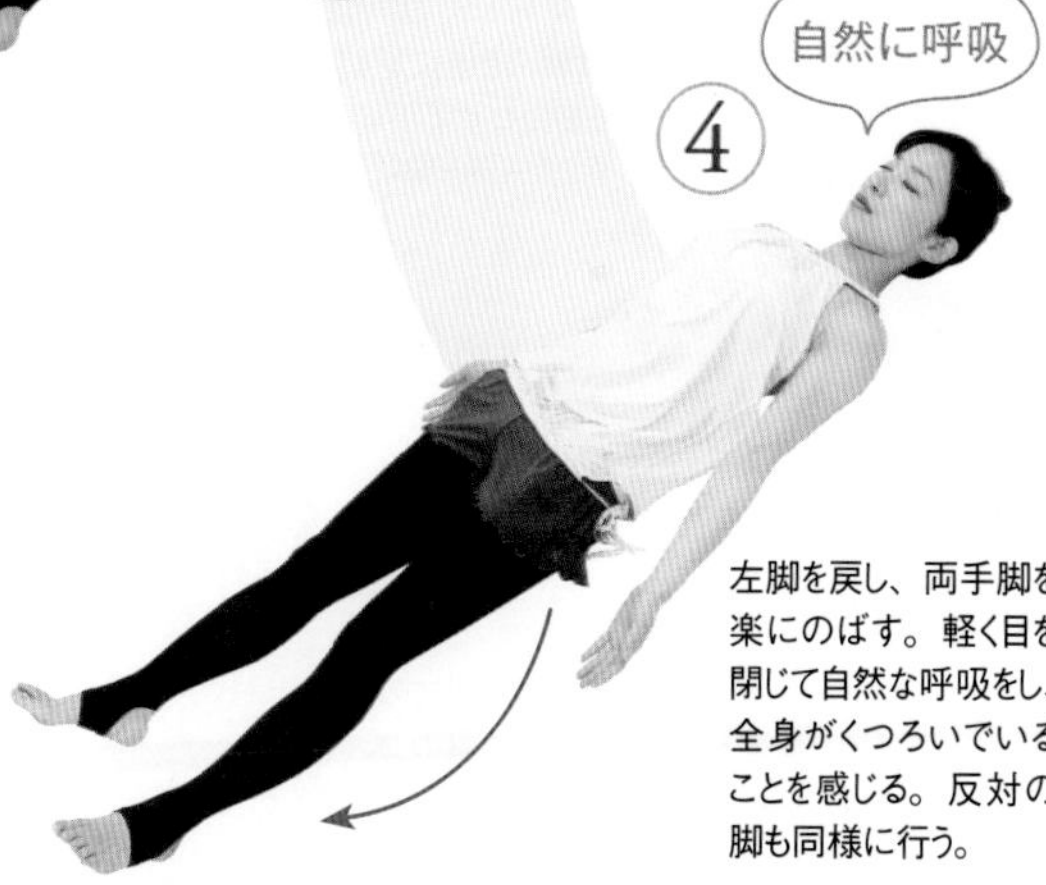

左脚を戻し、両手脚を楽にのばす。軽く目を閉じて自然な呼吸をし、全身がくつろいでいることを感じる。反対の脚も同様に行う。

POINT

④の状態は「シャヴァーサナ」と呼ばれるポーズです。ポーズの前や後、いつでも行ってOK。自分の体や呼吸の状態を観察しましょう。

落ち着かないとき（ヴァータを鎮めるヨガ）

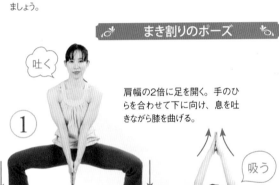

ソワソワする、落ち着かない、というときは、心が風のエネルギーに影響を受けていて、ヴァータ化しています。神経をリラックスさせるポーズをとりましょう。

まき割りのポーズ

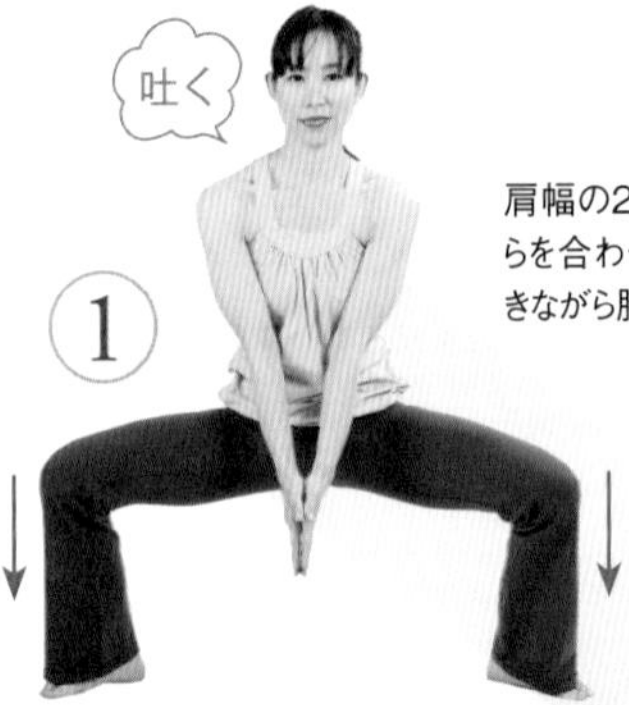

①

肩幅の2倍に足を開く。手のひらを合わせて下に向け、息を吐きながら膝を曲げる。

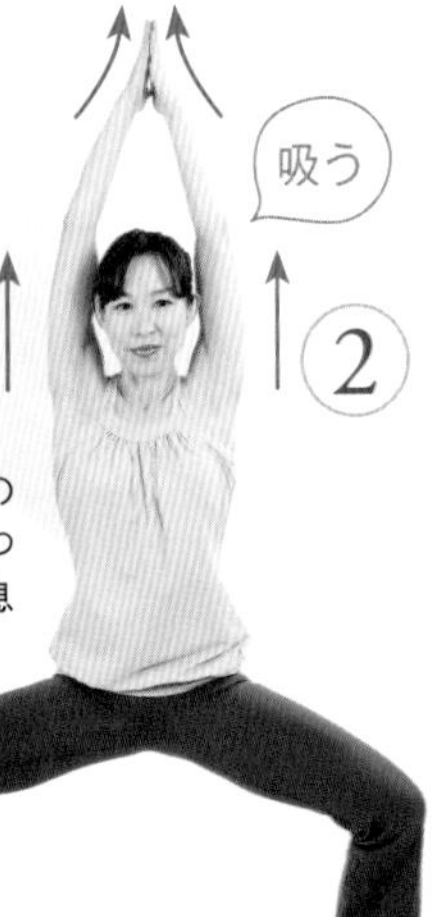

②

息を吸いながら、合わせた手を上にのばす。股関節をしっかり開き、脚のつけ根のヴァータゾーンを刺激する。息を吐き、一気に①のポーズに戻る。

③

息を吐き、一気に①の膝を曲げたポーズに戻る。

膝に頭をつけるポーズ

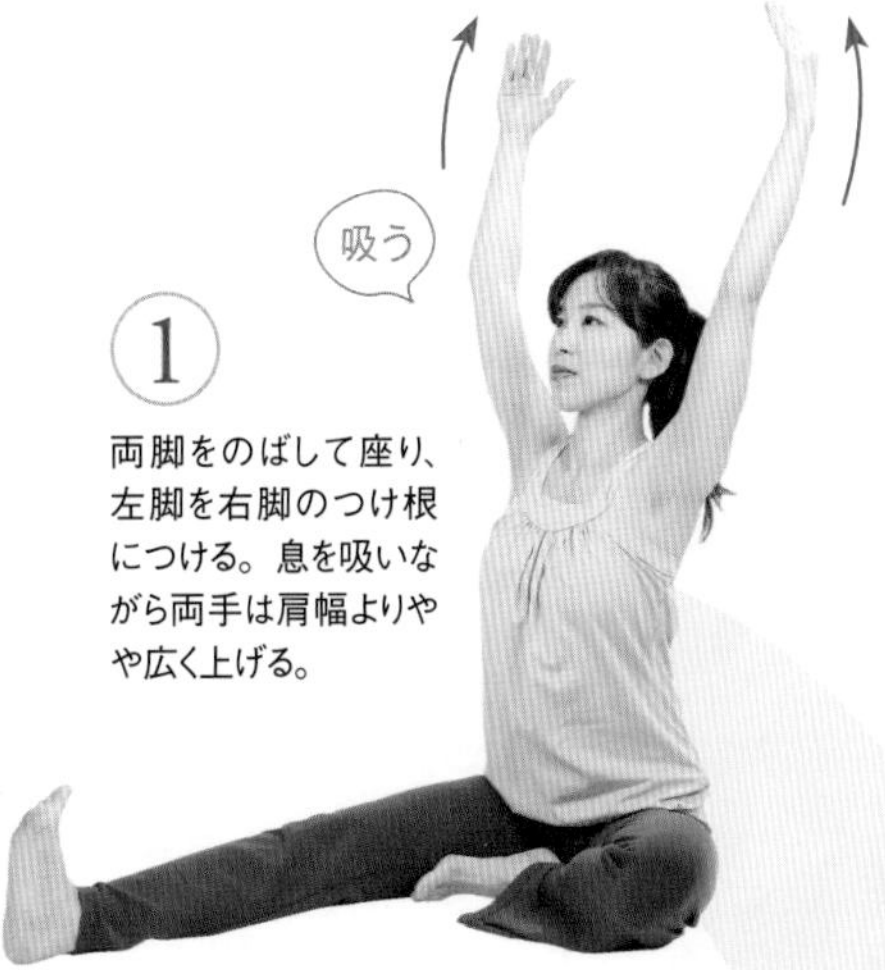

1

両脚をのばして座り、左脚を右脚のつけ根につける。息を吸いながら両手は肩幅よりやや広く上げる。

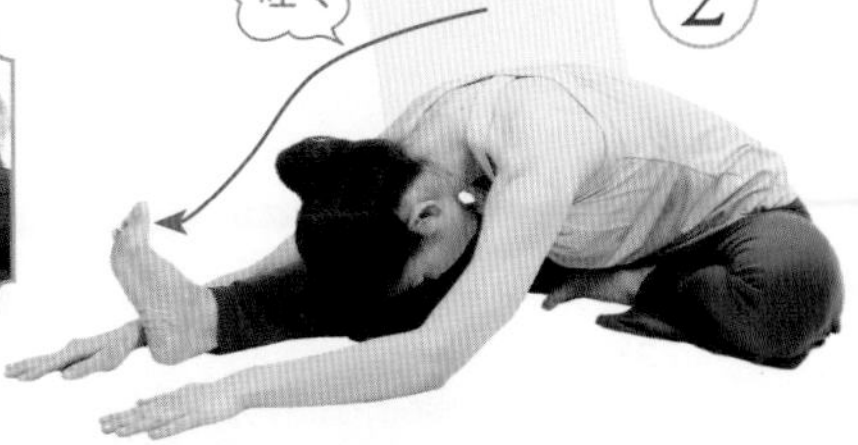

2

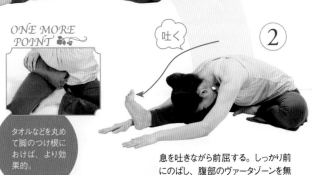

息を吐きながら前屈する。しっかり前にのばし、腹部のヴァータゾーンを無理のない程度の間、意識する。反対の脚も同様に行う。

ONE MORE POINT

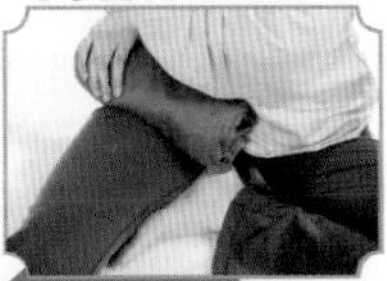

タオルなどを丸めて脚のつけ根におけば、より効果的。

※片脚ずつ行うポーズや片側だけ倒すポーズの場合は、一連の流れが終わったあとに、反対側も同様に行ってください。

イライラするとき（ピッタを鎮めるヨガ）

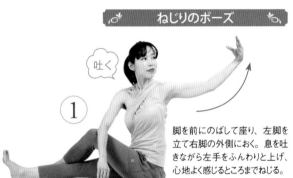

怒りっぽくなっているときは、火のエネルギーの影響を受けて、ピッタ化しています。ウエストまわりのピッタゾーンを刺激するために、ねじるポーズを多めに行い、クールダウンしましょう。

ねじりのポーズ

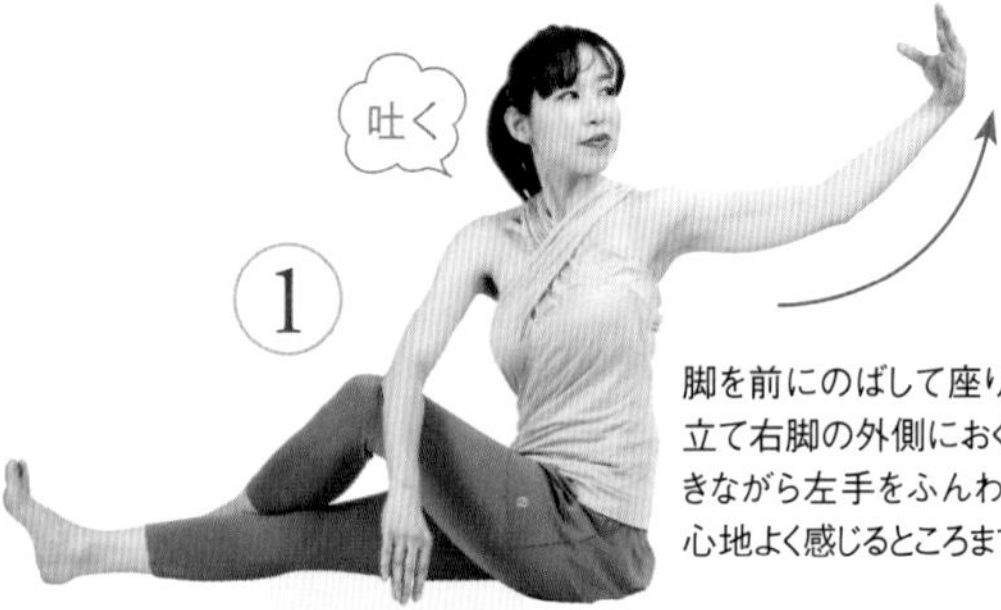

①

脚を前にのばして座り、左脚を立て右脚の外側におく。息を吐きながら左手をふんわりと上げ、心地よく感じるところまでねじる。

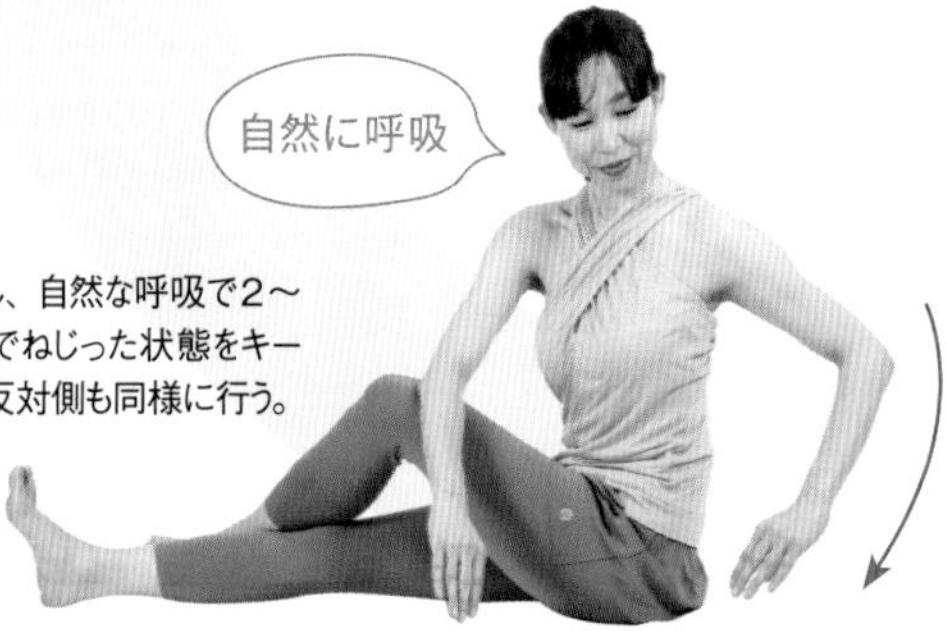

②

手を下ろし、自然な呼吸で2～3分、①でねじった状態をキープする。反対側も同様に行う。

ねじって空を見上げるポーズ

開脚して座り、左脚を曲げる。息を吸い、吐きながら上半身を右脚に向かって斜めに倒しながら左脇をのばす。

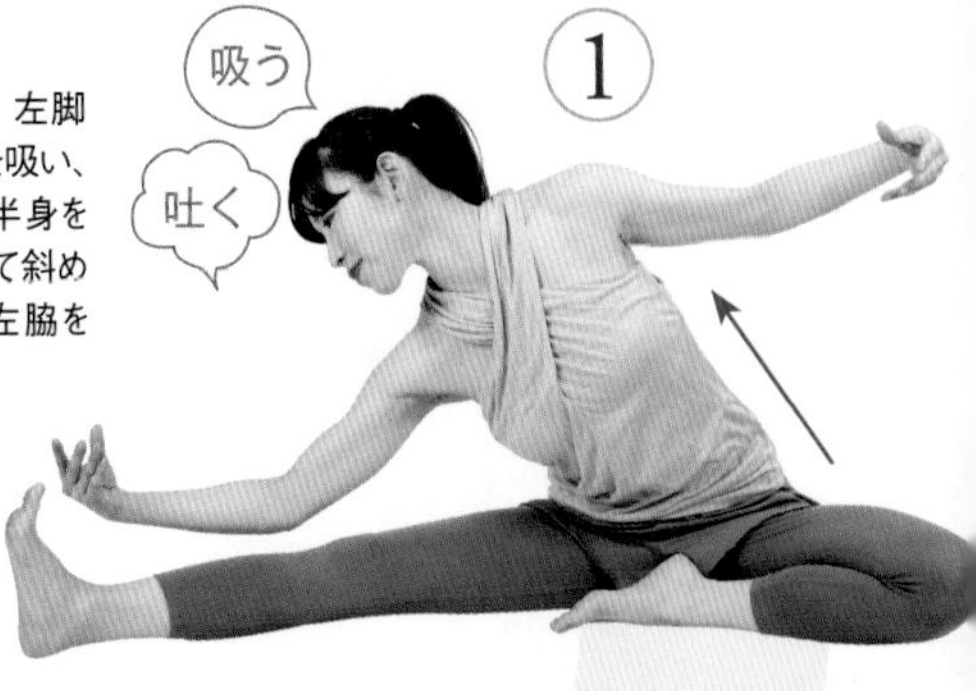

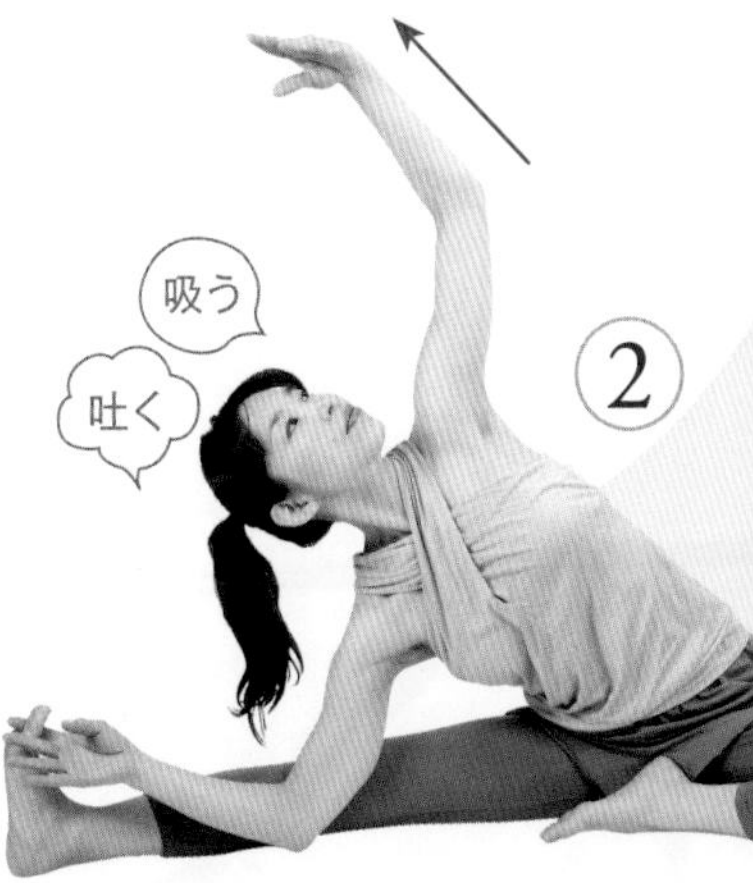

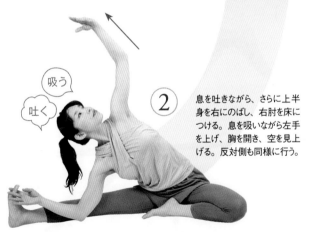

息を吐きながら、さらに上半身を右にのばし、右肘を床につける。息を吸いながら左手を上げ、胸を開き、空を見上げる。反対側も同様に行う。

無気力なとき（カパを鎮めるヨガ）

気分が滅入るときは、地のエネルギーを受けて、カパ化しています。胸のあたりのカパゾーンを刺激するため、胸を開き、前向きな気持ちになるようなポーズをとりましょう。

三角形のポーズ

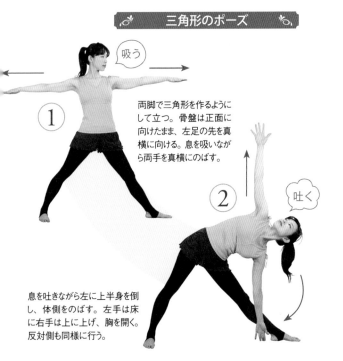

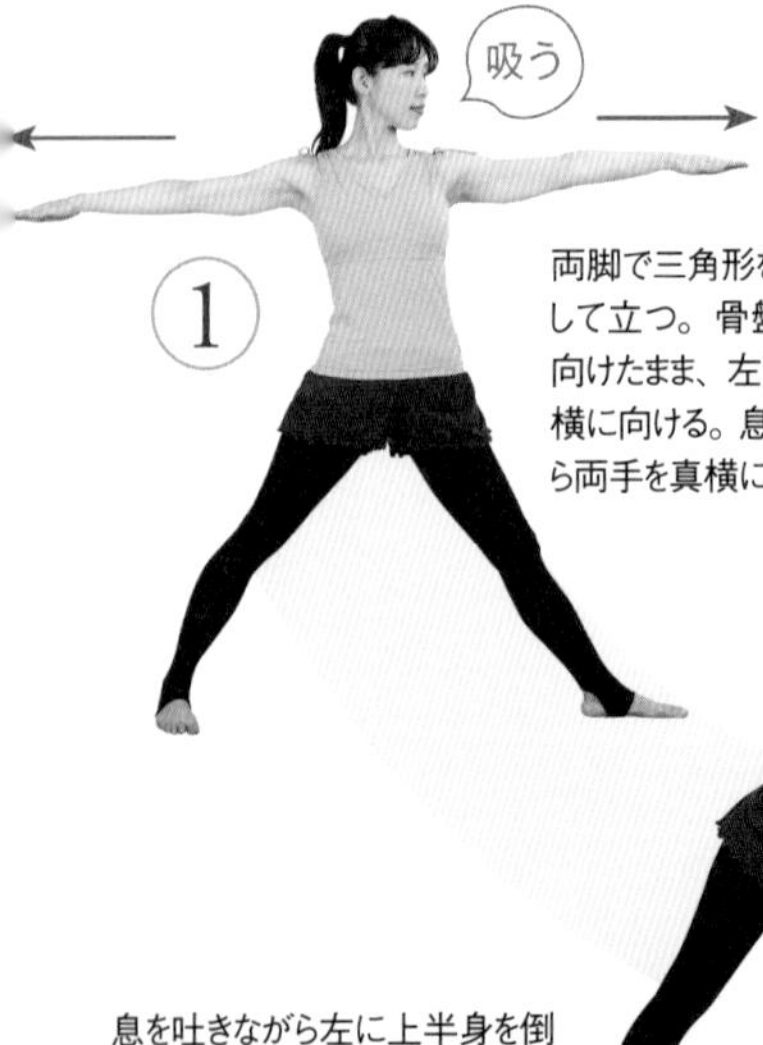

両脚で三角形を作るようにして立つ。骨盤は正面に向けたまま、左足の先を真横に向ける。息を吸いながら両手を真横にのばす。

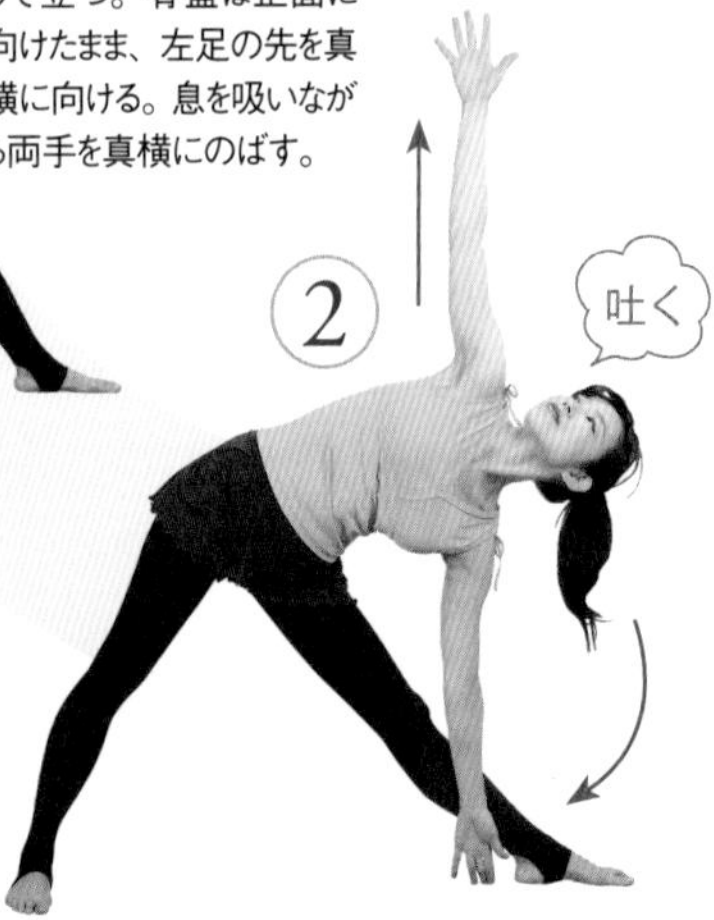

息を吐きながら左に上半身を倒し、体側をのばす。左手は床に右手は上に上げ、胸を開く。反対側も同様に行う。

らくちんラクダのポーズ

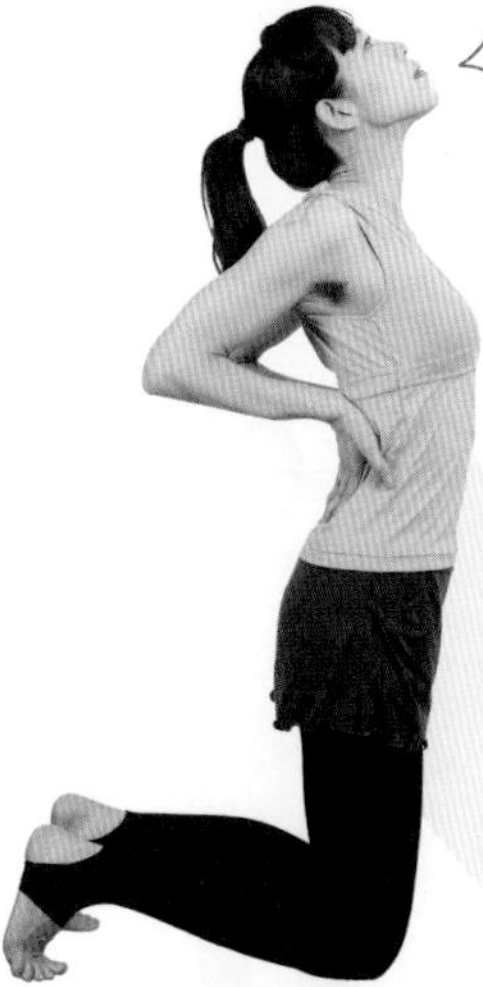

自然に呼吸

①

肩幅に足を開き、両膝をついて座り、腰に手をあてる。つま先は立てておく。目線は少し上。

吸う

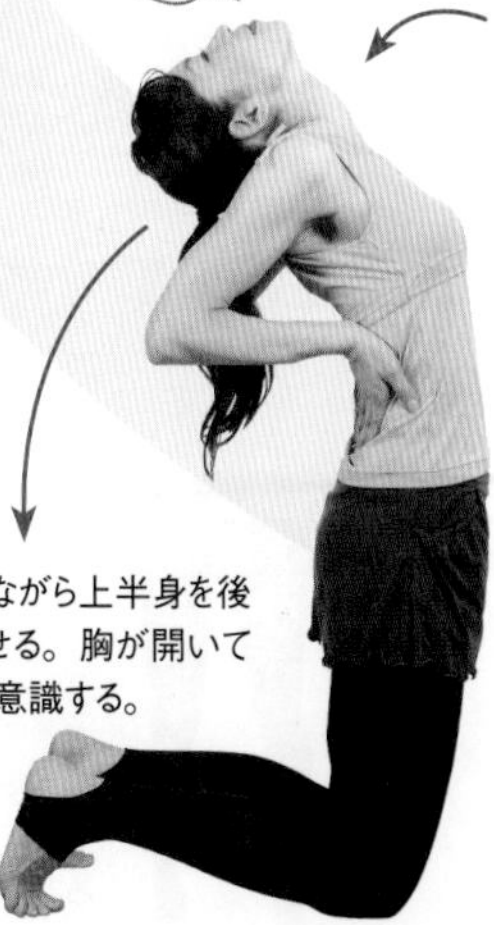

②

息を吸いながら上半身を後ろに反らせる。胸が開いていることを意識する。

ONE MORE POINT

両手でかかとをもつと、胸が開いてさらに効果的です。

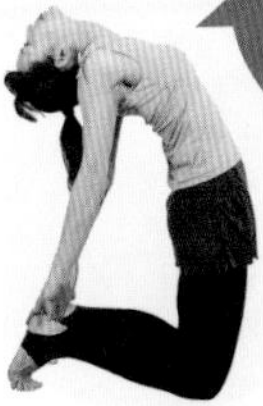

※片脚ずつ行うポーズや片側だけ倒すポーズの場合は、一連の流れが終わったあとに、反対側も同様に行ってください。

朝のヨガ（カパを鎮めるヨガ）

朝は地や水のエネルギーを受け、エネルギーが停滞するカパの時間。心も体も重だるかったり、やる気が出ないときは、胸を開くポーズなどで、カパゾーンを刺激します。

やしの木のポーズ

足を肩幅に開き、リラックスして立つ。両手は体の横に広げる。

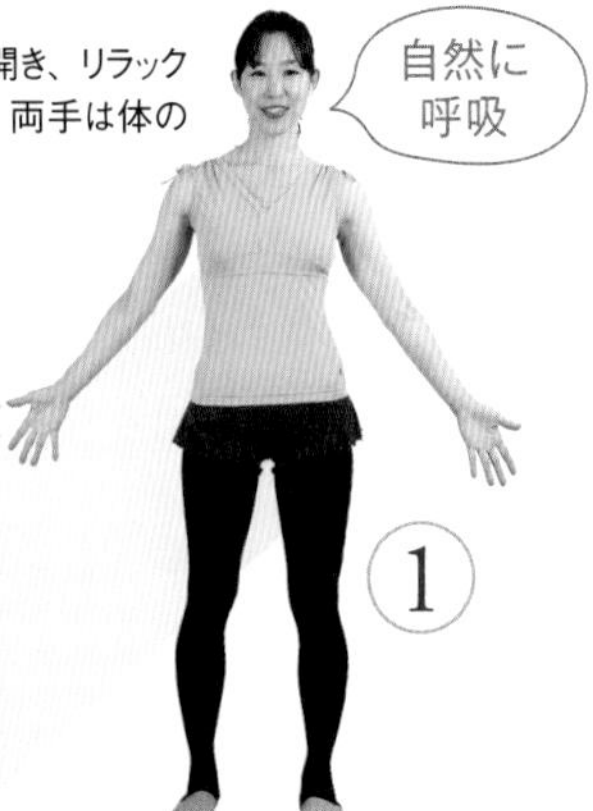

1

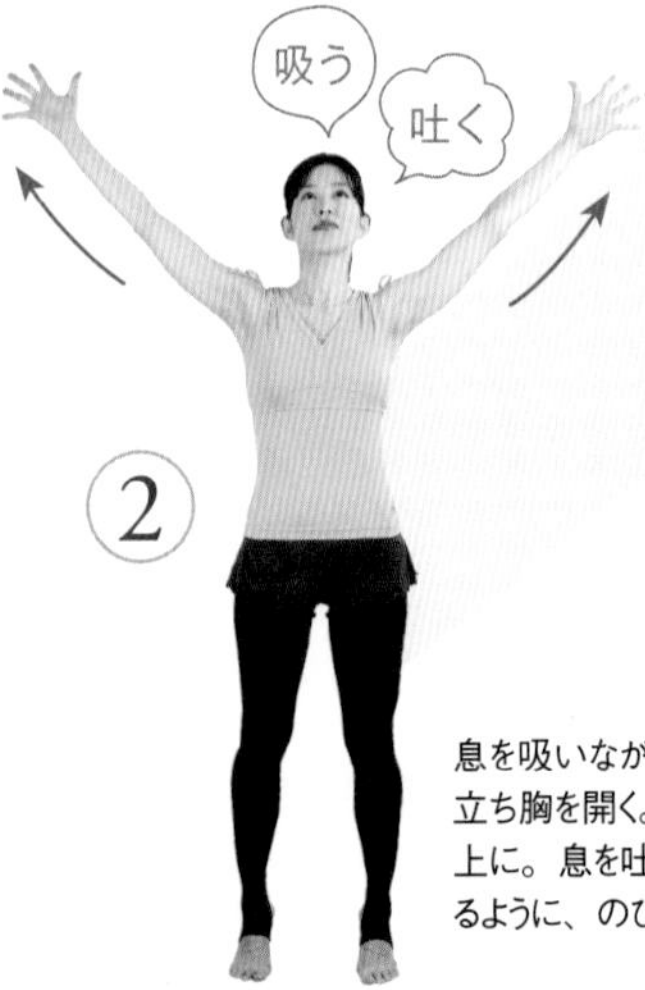

2

息を吸いながら両手を上げ、つま先で立ち胸を開く。あごを軽く上げ、目線は上に。息を吐きながら、やしの木がしげるように、のびのびと手を下ろす。

犬のポーズ

①

足を腰幅、手を肩幅に開き、息を吐きながら骨盤を上げ、体で三角形を作るようにする。

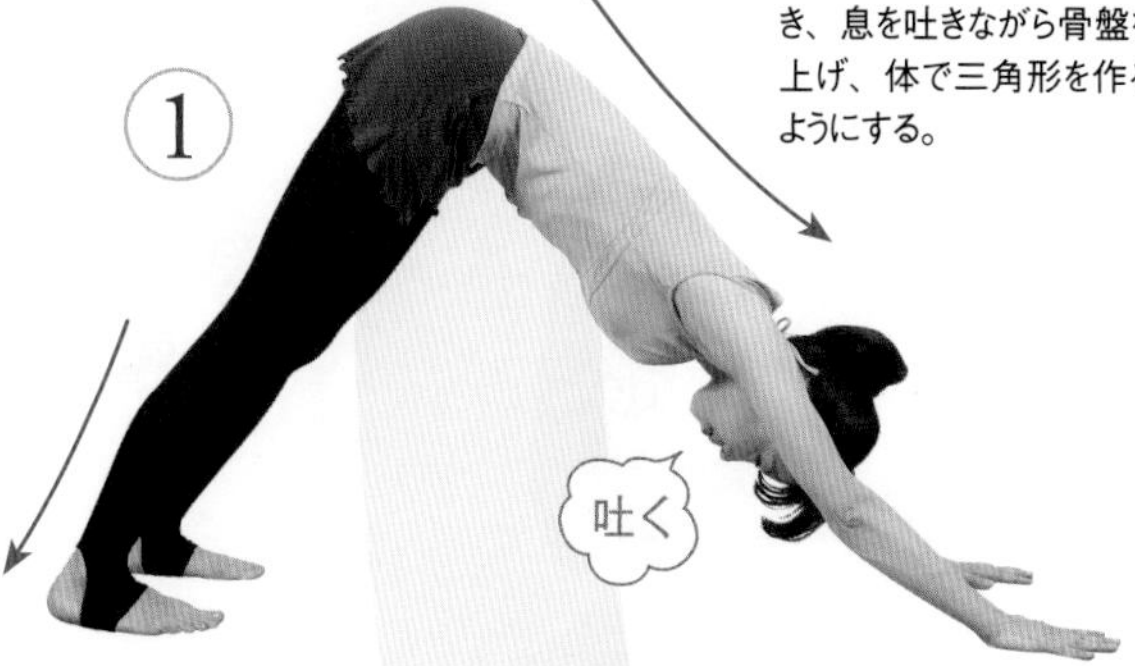

②

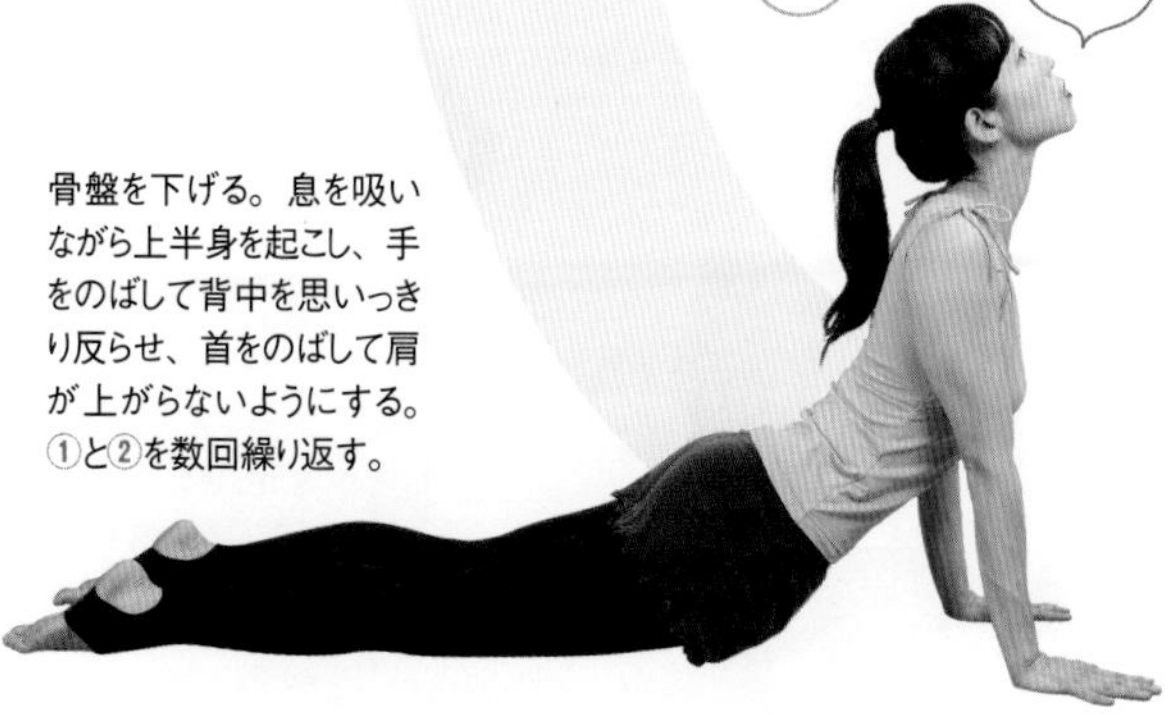

骨盤を下げる。息を吸いながら上半身を起こし、手をのばして背中を思いっきり反らせ、首をのばして肩が上がらないようにする。①と②を数回繰り返す。

ネコのポーズ

1

両膝が腰幅になるようにして床につき、手は肩幅になるようにして床につく。顔は下を向ける。息を吐きながら背中を丸くし、お腹を凹ませる。

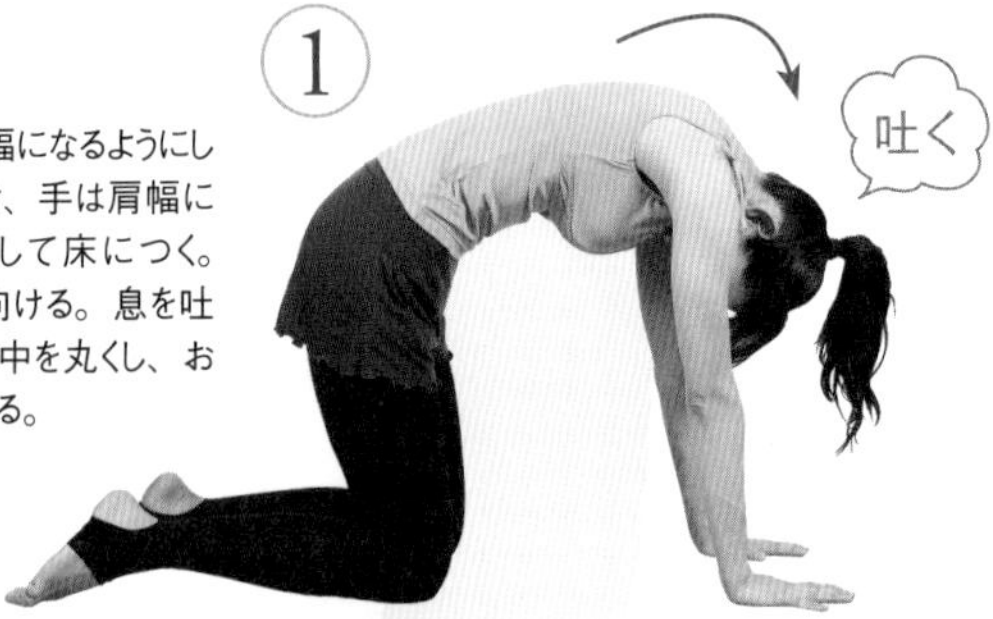

ONE MORE POINT

両手を前に出し、胸を床につければ、さらにカパゾーンの刺激に。

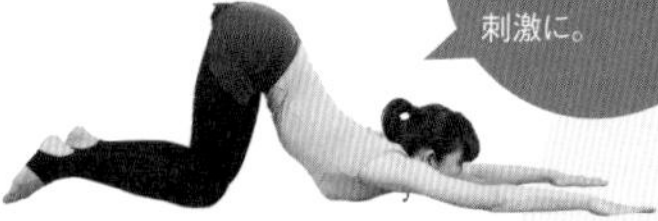

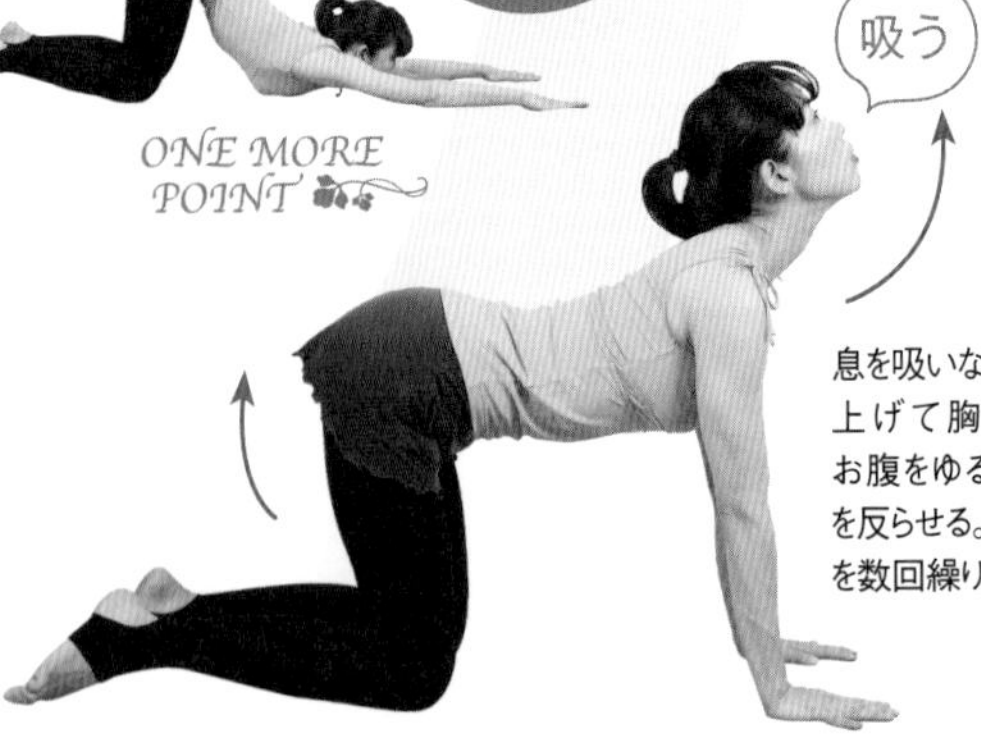

2

息を吸いながら顔を上げて胸を開き、お腹をゆるめ背中を反らせる。①と②を数回繰り返す。

片膝をひきよせるポーズ

1

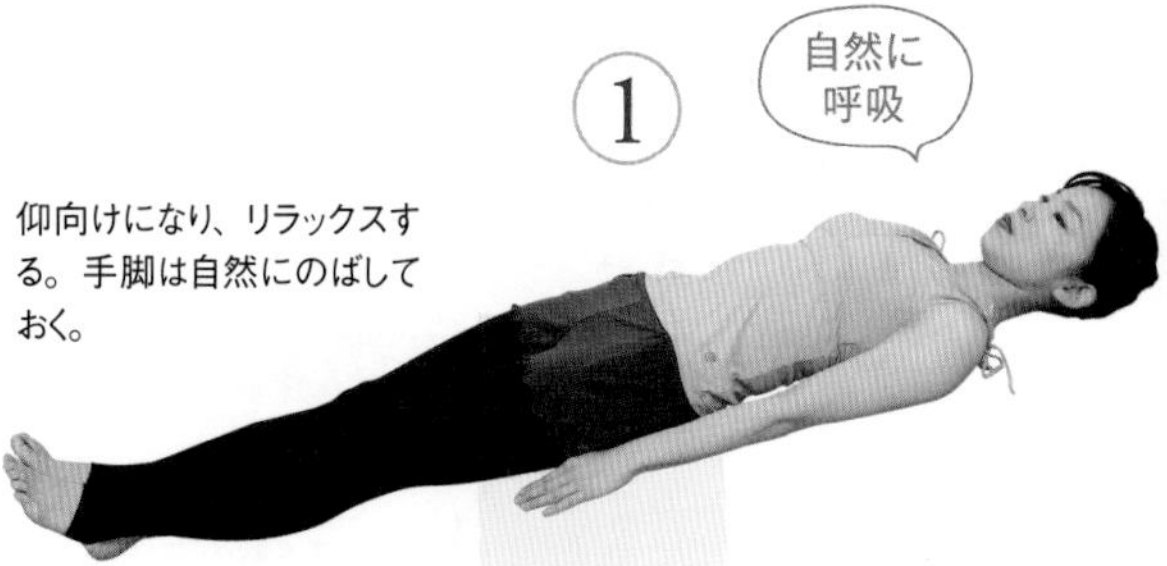

仰向けになり、リラックスする。手脚は自然にのばしておく。

2

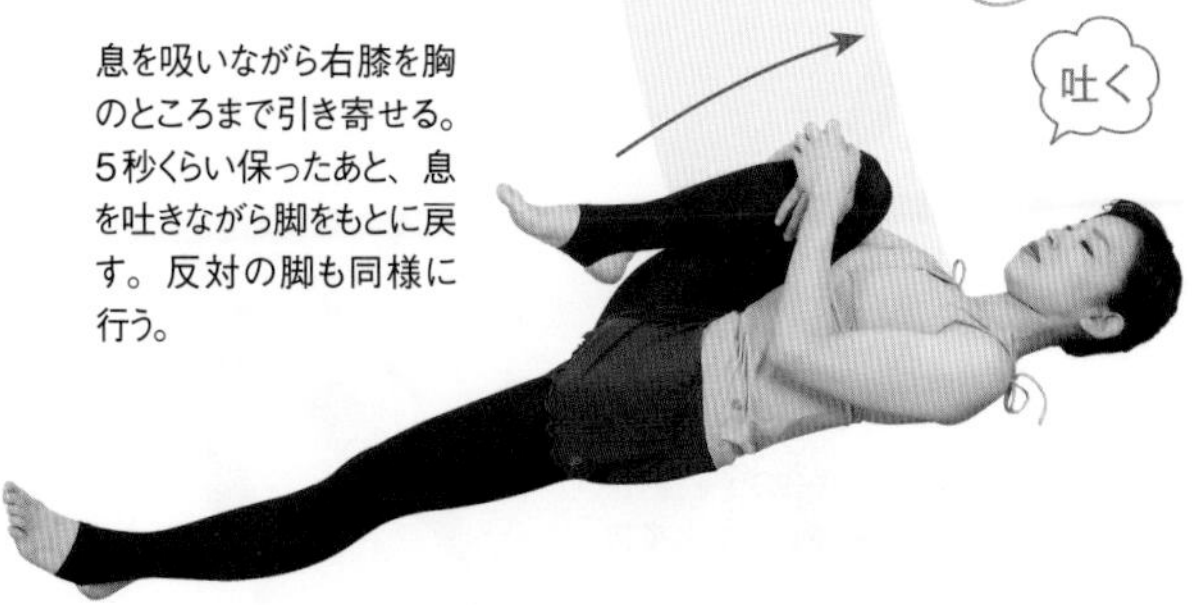

息を吸いながら右膝を胸のところまで引き寄せる。5秒くらい保ったあと、息を吐きながら脚をもとに戻す。反対の脚も同様に行う。

※片脚ずつ行うポーズや片側だけ倒すポーズの場合は、一連の流れが終わったあとに、反対側も同様に行ってください。

昼 昼のヨガ（ピッタを鎮めるヨガ）

昼はピッタの時間。火のエネルギーを受けています。イライラする！というときはピッタ化している状態です。ウエストまわりのピッタゾーンを刺激するポーズで、クールダウンをしましょう。

腰を８の字にまわすポーズ

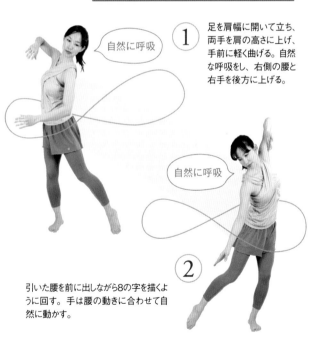

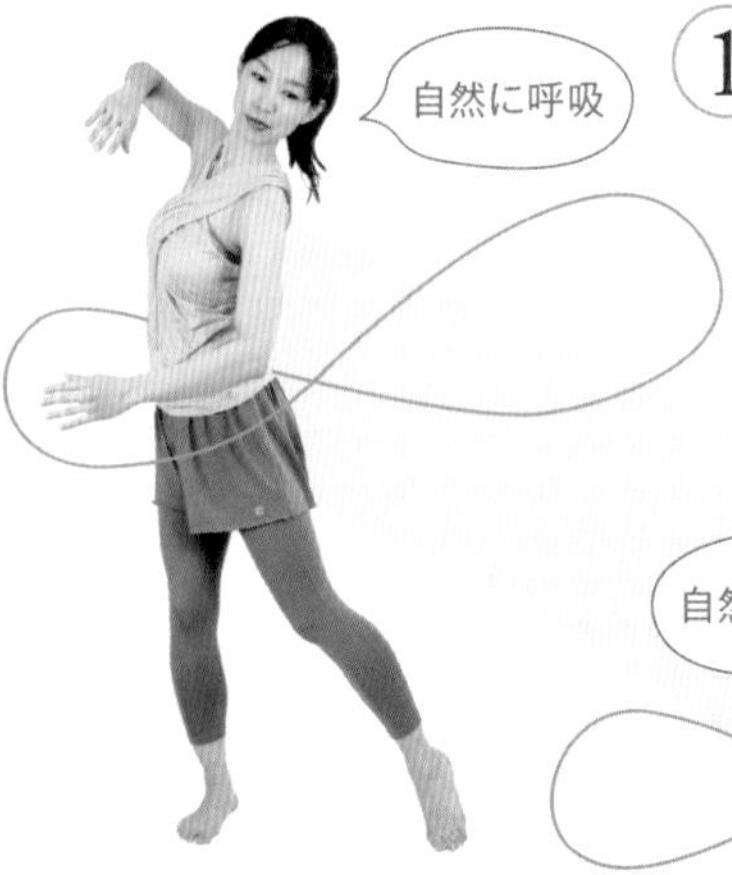

1 足を肩幅に開いて立ち、両手を肩の高さに上げ、手前に軽く曲げる。自然な呼吸をし、右側の腰と右手を後方に上げる。

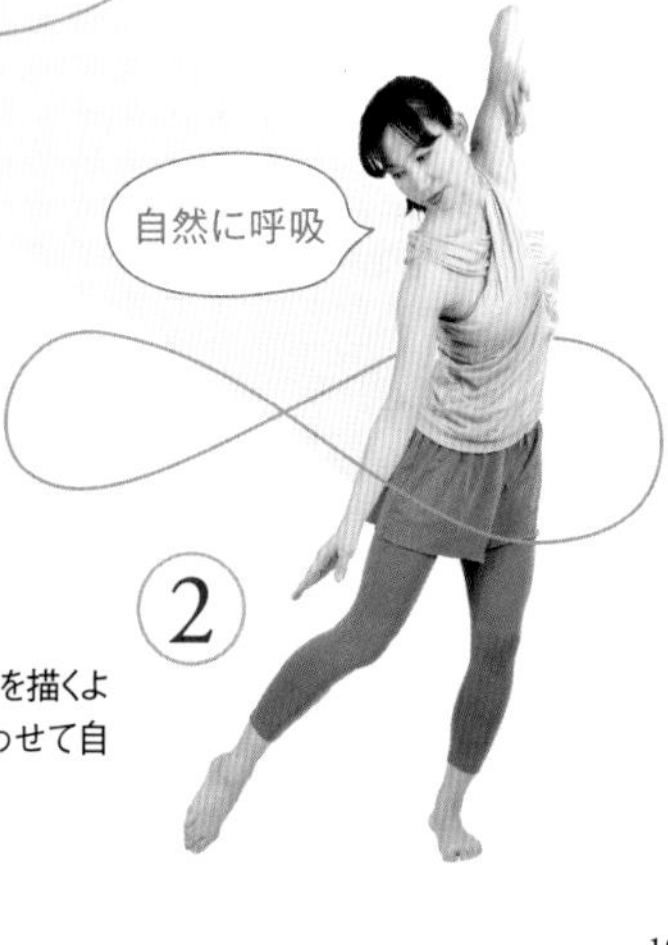

2 引いた腰を前に出しながら8の字を描くように回す。手は腰の動きに合わせて自然に動かす。

肩まわしのポーズ

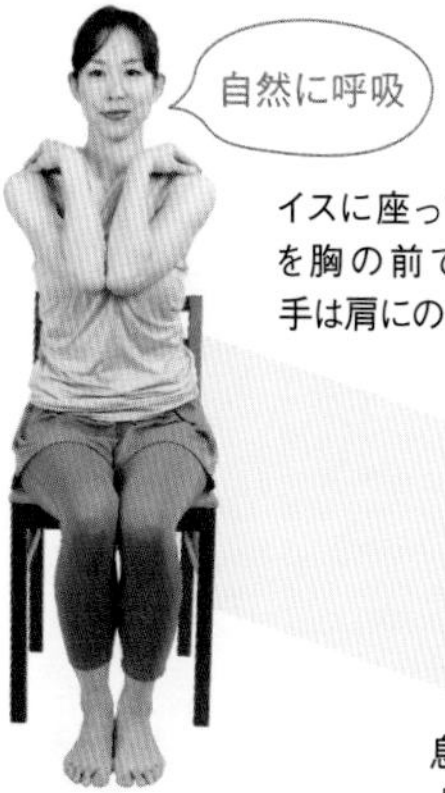

1

イスに座って、両肘を胸の前でつける。手は肩にのせる。

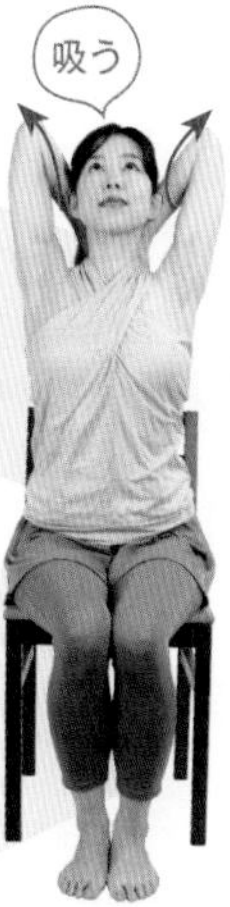

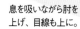

2

息を吸いながら肘を上げ、目線も上に。

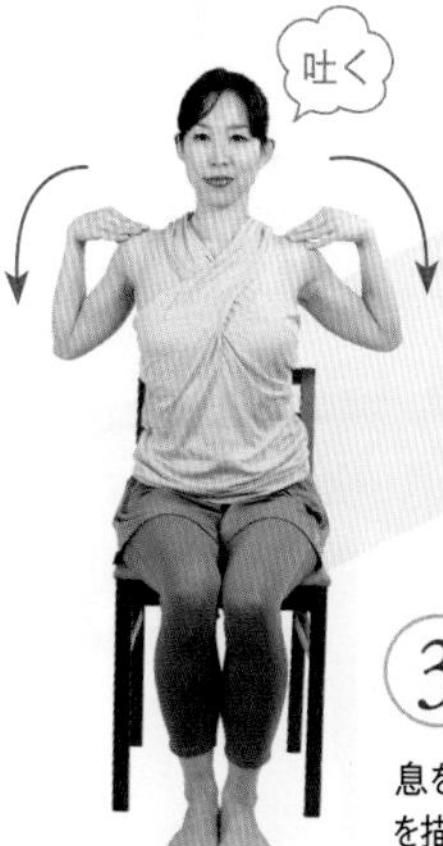

3

息を吐きながら、肘で円を描くように横に下ろす。

イスを使ったねじりのポーズ

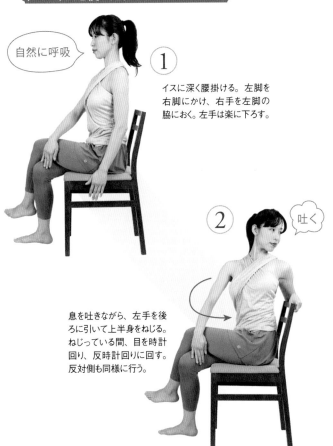

1

イスに深く腰掛ける。左脚を右脚にかけ、右手を左脚の脇におく。左手は楽に下ろす。

2

息を吐きながら、左手を後ろに引いて上半身をねじる。ねじっている間、目を時計回り、反時計回りに回す。反対側も同様に行う。

イスを使ったイヌのポーズ

1

足を肩幅に開き、手をイスの座面について、手をのばして前屈をして、腰から膝裏、背中を気持ちよくのばす。

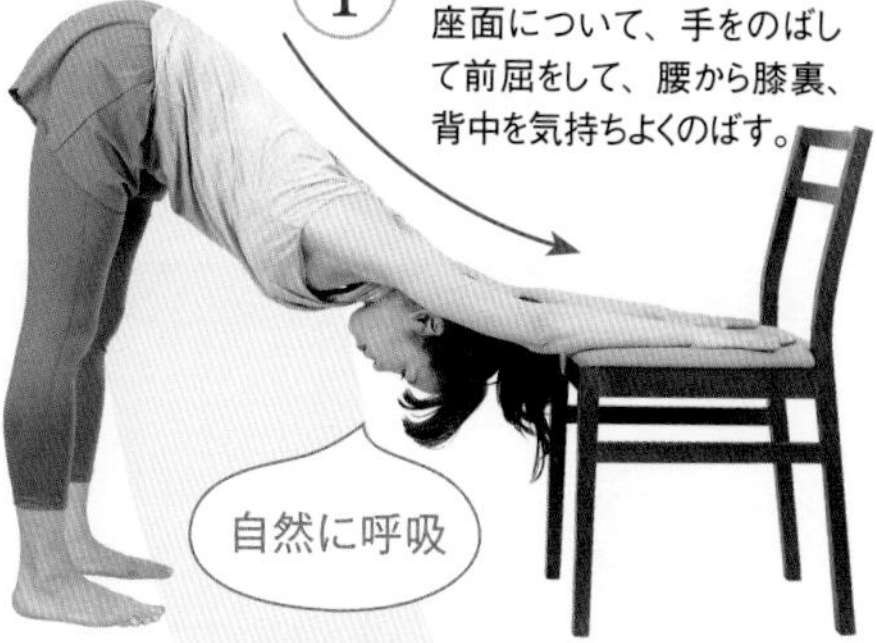

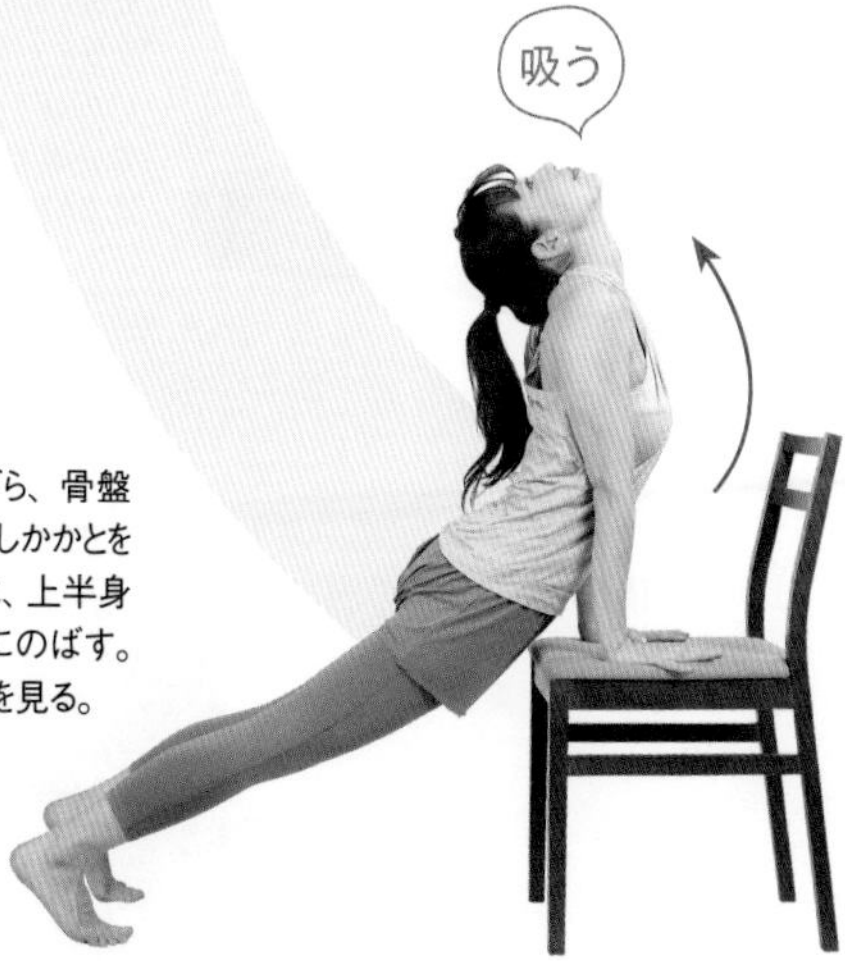

2

息を吸いながら、骨盤を前に押し出しかかとを上げる。手は、上半身を支えるようにのばす。首をのばし上を見る。

夜 夜のヨガ（ヴァータを鎮めるヨガ）

夜は月の影響を受けるカパの時間ですが、穏やかな気持ちをヴァータの性質がじゃましがち。落ち着かないときは、ヴァータが増え過ぎています。リラックスできるポーズを行いましょう。

背中を伸ばすポーズ

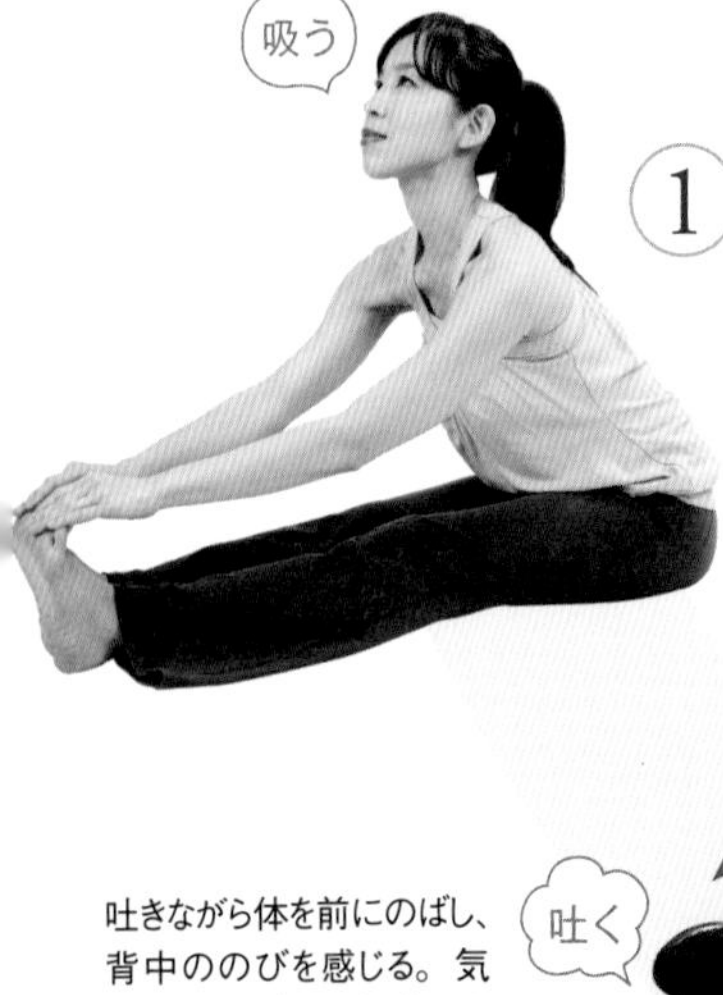

①

両脚をのばして座り、息を吸いながら指でつま先をもち、背中が反るようにのばす。つま先をもてない場合は、タオルなどをつま先に引っかけて。

②

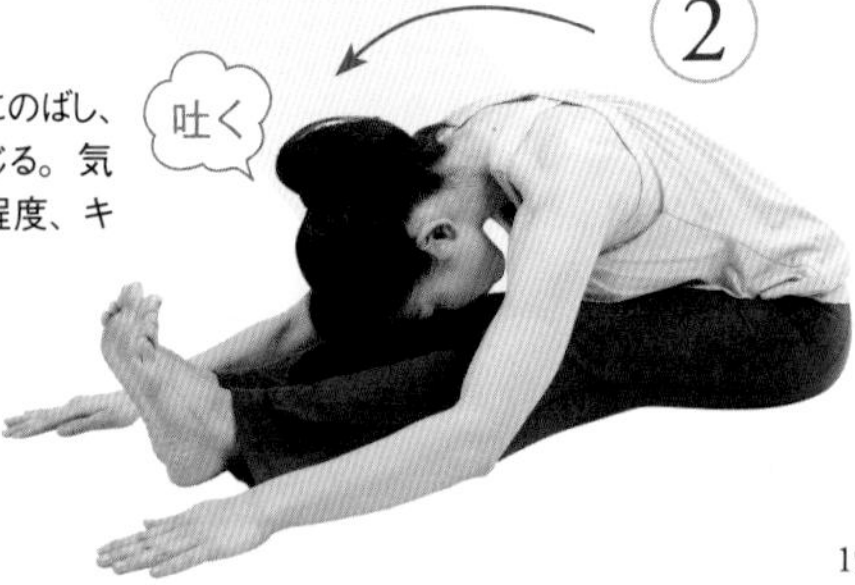

吐きながら体を前にのばし、背中ののびを感じる。気持ちいいと感じる程度、キープする。

首をゆるめるポーズ

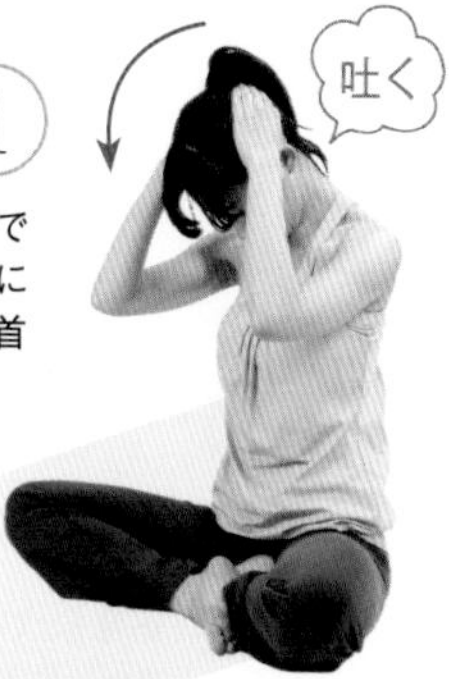

1

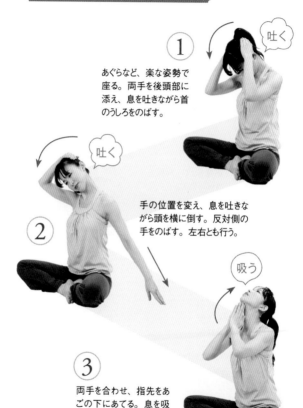

あぐらなど、楽な姿勢で座る。両手を後頭部に添え、息を吐きながら首のうしろをのばす。

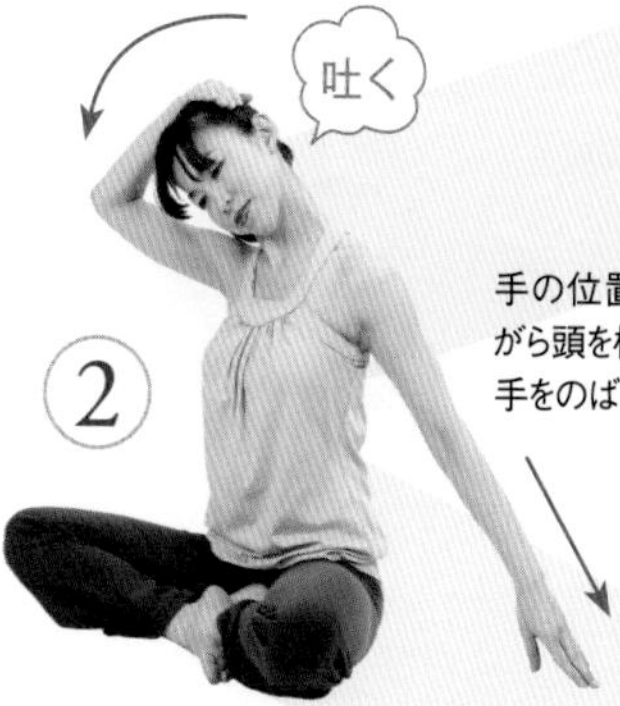

2

手の位置を変え、息を吐きながら頭を横に倒す。反対側の手をのばす。左右とも行う。

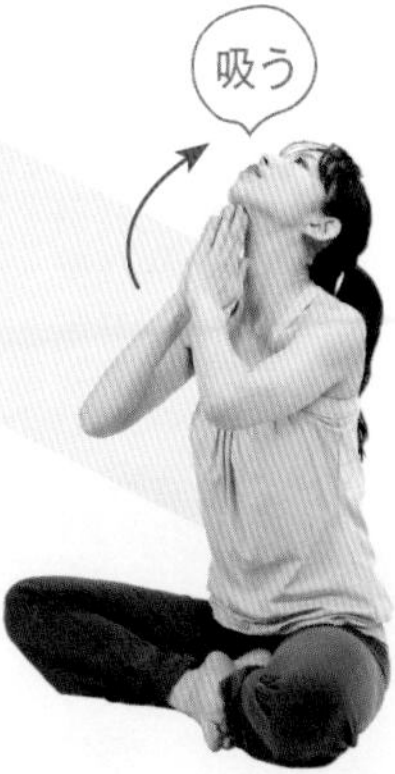

3

両手を合わせ、指先をあごの下にあてる。息を吸いながら指であごを押し、首の前側をのばす。

ねむれる英雄のポーズ

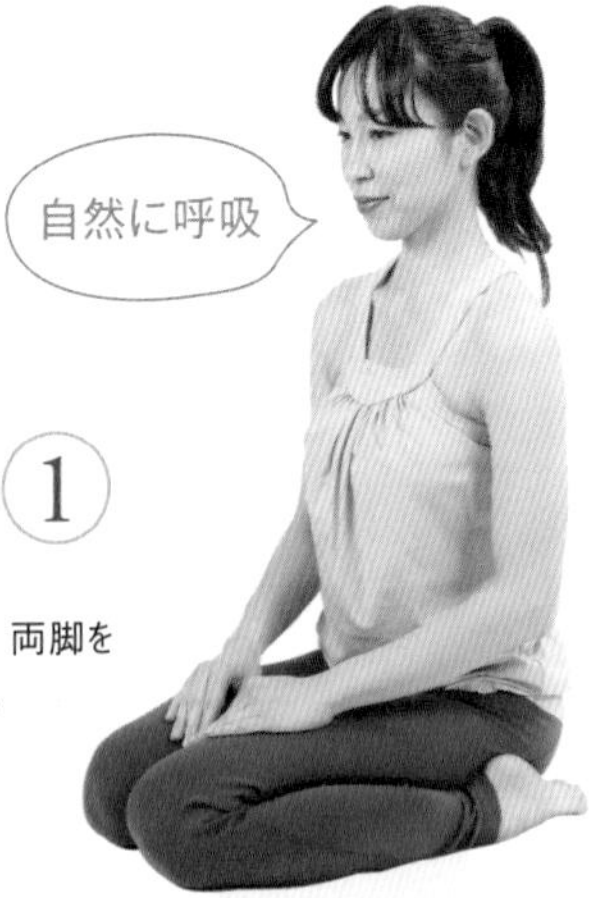

①

正座をして、両脚を
外側に外す。

②

息を吸って、吐きながら、ゆっくりと上体を後ろに倒し、お腹や背中ののびを感じる。心地よく感じる程度にポーズを保ち、①に戻る。

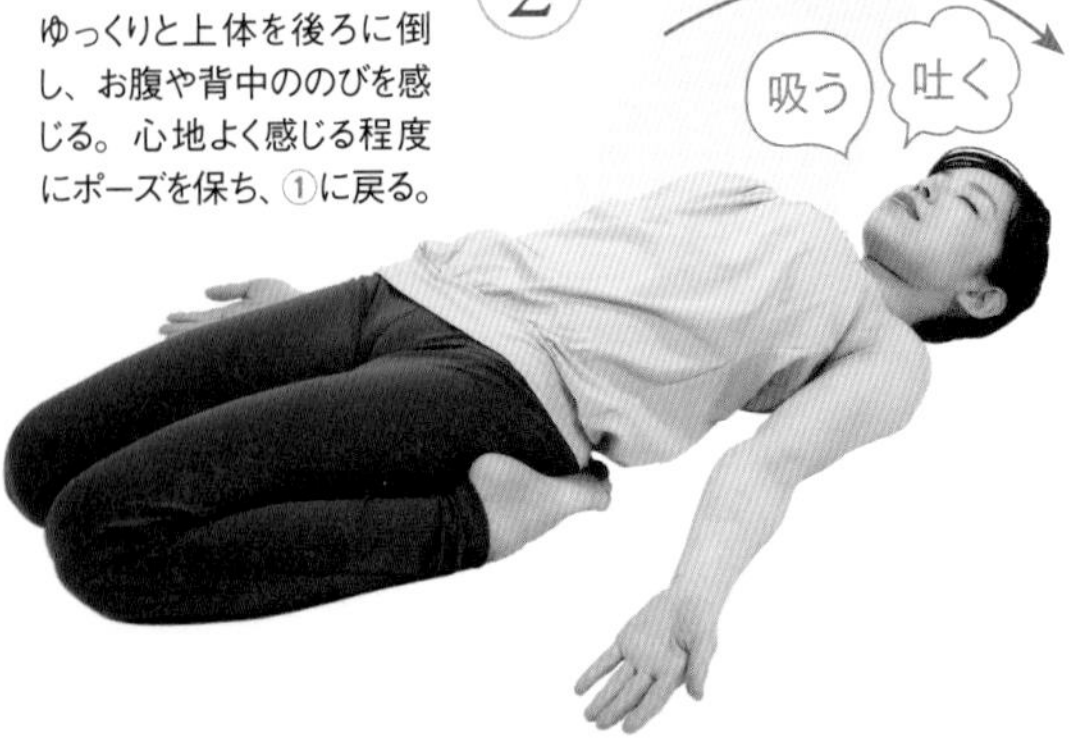

鋤（すき）のポーズ

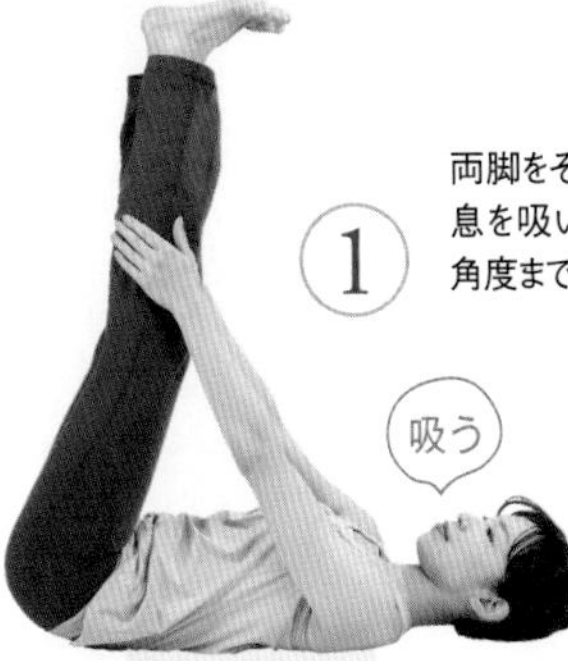

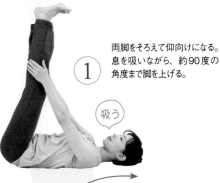

1
両脚をそろえて仰向けになる。息を吸いながら、約90度の角度まで脚を上げる。

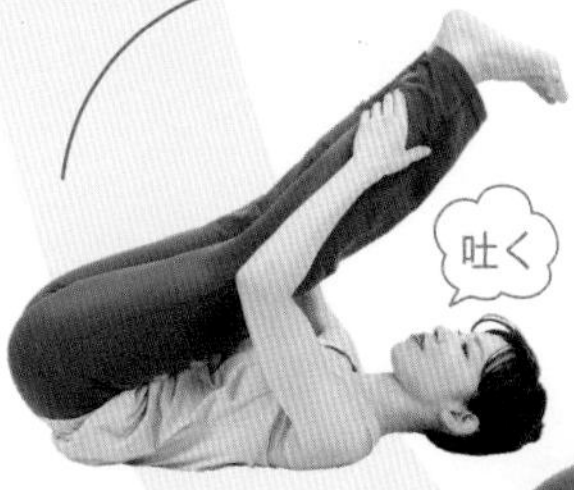

2
息を吐きながら、上げた脚を、胸のほうに引き寄せる。

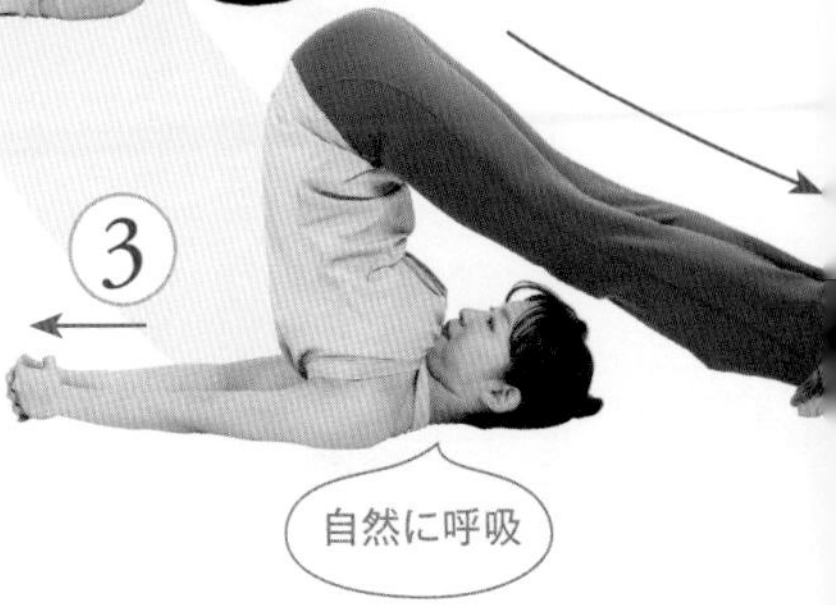

3
できれば、そのままお尻を上げ、足を頭越しの床につけ、手は後ろにのばして組む。自然な呼吸で20秒ほどキープする。

※鋤（すき）のポーズは生理中は控えましょう。

呼吸法

Breathing

呼吸と心、体はつながっています

大切な試験の前などに、「深呼吸をして」とアドバイスされた経験のある人は多いでしょう。深呼吸には、緊張していたり、焦っているときの浅く早くなってしまう呼吸を落ち着かせるとともに、心も落ち着かせる効果があるのです。心が安定している状態では、呼吸もとてもスムーズになります。

このように、呼吸と心、そして体は、別々に存在するものではなく、深くかかわっていると考えられています。呼吸法はサンスクリット語では「プラーナーヤーマ」と呼ばれます。「プラーナ」が気、「アーヤーマ」がコントロールするという意味をもち、呼吸と心のつながりを伺い知ることができるでしょう。

また、アーユルヴェーダでは、この呼吸をコントロールすることは、ヴァータ、ピッタ、カパの3つの性質のバランスを調えることに役立つと考えています。

吐く息を意識してみましょう

次のページから、3つの性質ごとにおすすめする呼吸法を紹介します。ポイントは、吐く息に意識を向けることです。吐く息と一緒に、心の中の悩みや不安、体のだるさや痛みが、体の外に出ていくとイメージします。すると、それらの不要なものがすーっと消え、楽になっていくのを感じることができるでしょう。

呼吸法をとり入れ、普段何気なくしている呼吸に意識を向けることができれば、より自分の心と体の状態に気づくことができます。呼吸を意識することは、自分を知る第一歩でもあるのです。

呼吸法の注意点

- 基本の呼吸は、鼻から吸い、鼻から吐きます。
- 今回紹介する呼吸法はどこでも行えるものですが、はじめのうちは静かな場所で行ったほうが、集中しやすいでしょう。
- 慣れないうちは、長く呼吸法を行うと、めまいがすることがあります。その場合は、すぐに止め、自然の呼吸に戻してください。

落ち着かないとき（ヴァータ の呼吸）

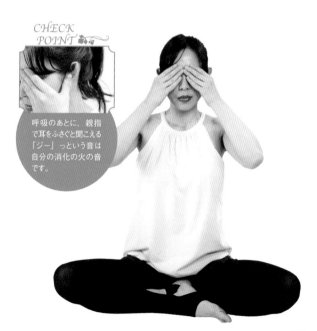

はちの音呼吸法

ソワソワする気持ちをリラックスさせる

楽な姿勢で座り、両手でまぶたを軽く覆い、指先は眉間のあたりにくるようにする。息を吸った後鼻から息を吐き、「んー」という音を10秒程度出す。これを3回程度繰り返す。眉間のあたりに音が充満することを感じる。

CHECK POINT

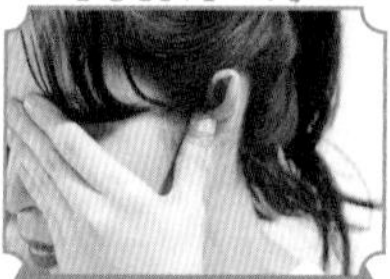

呼吸のあとに、親指で耳をふさぐと聞こえる「ジー」っという音は自分の消化の火の音です。

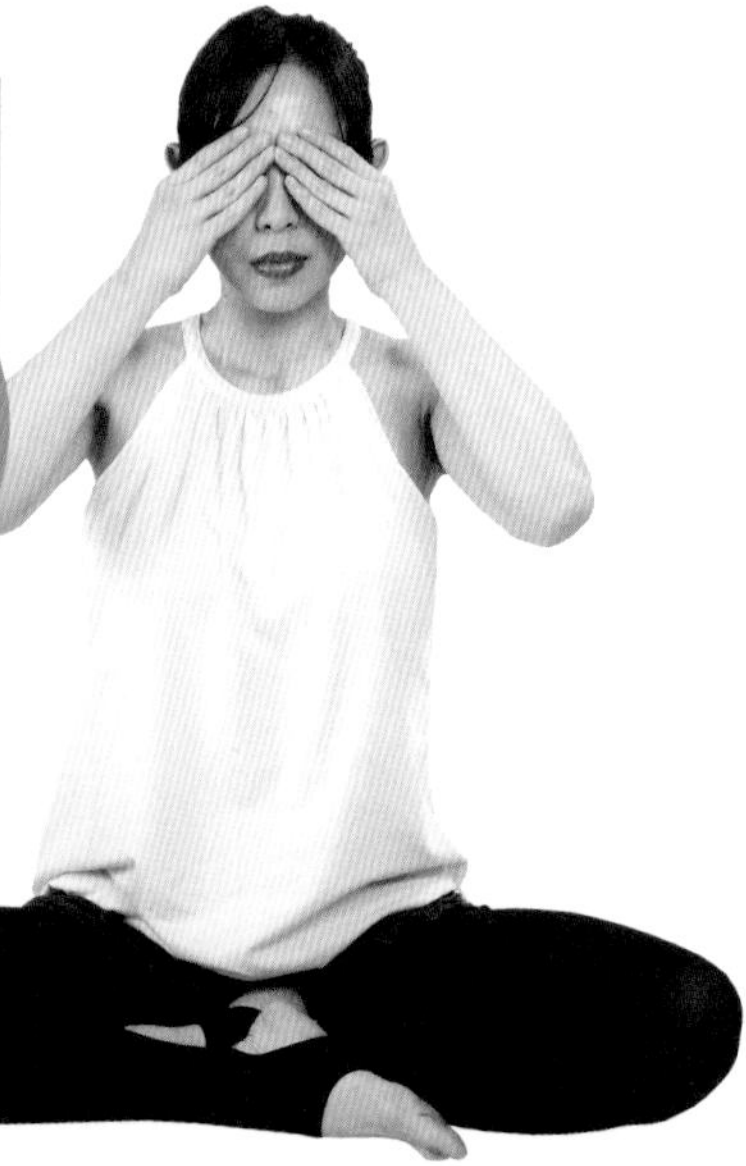

イライラするとき（ピッタの呼吸）

冷却呼吸

火照った頭をクールダウン

楽な姿勢で座り、舌を丸めて口からつき出すようにする。十分に息を吐いた後「シー」という音を出しながら5秒かけて息を吸い込む。吸いきったら体内に呼吸を充満させ、口からゆっくり吐く。冷たい空気が体内に入っていく様子をイメージしながら行う。

CHECK POINT

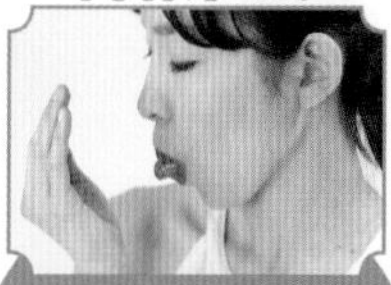

手のひらにキャリアオイル（植物油）1円玉程度とペパーミントの精油1滴を混ぜたものを垂らして香りを吸い込むと、さらに清涼感が増す。

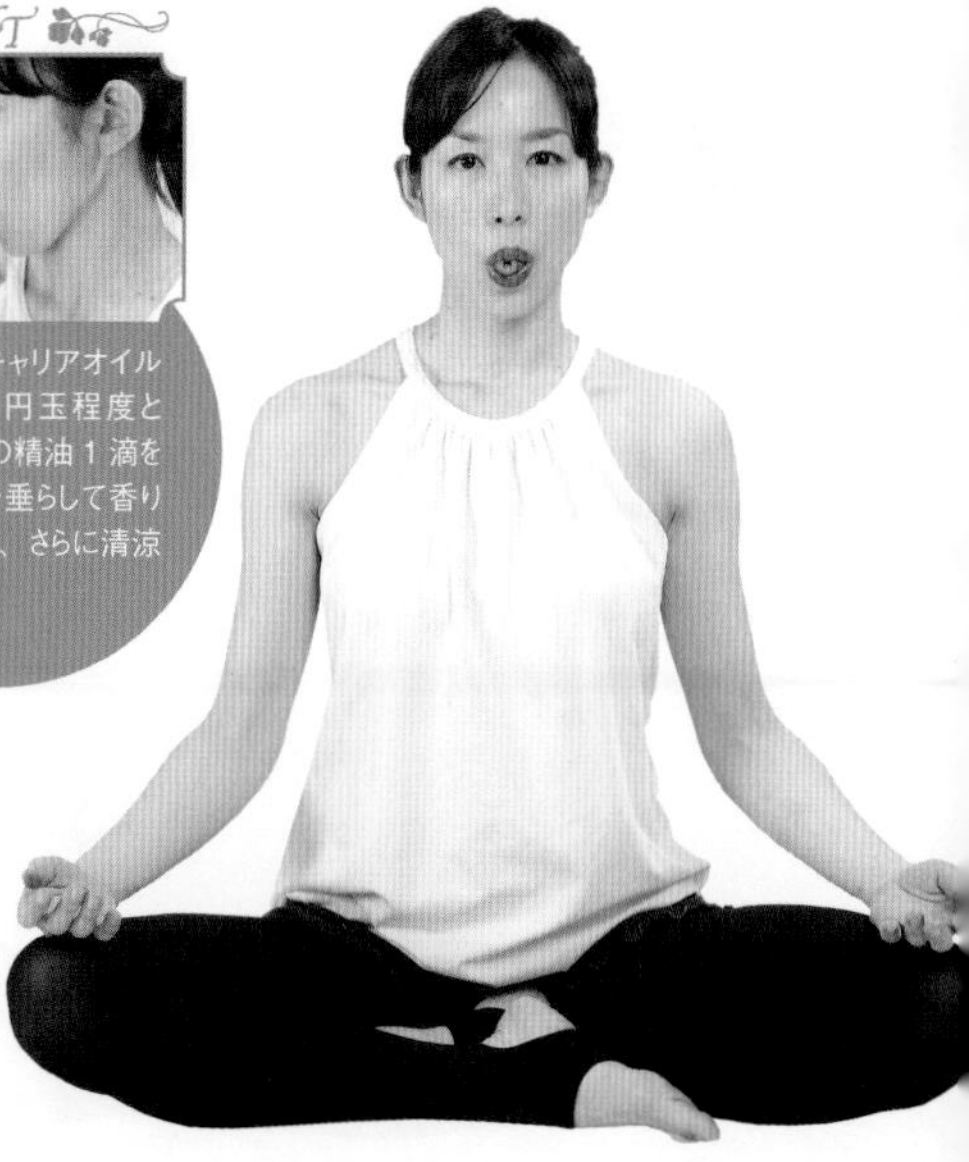

無気力なとき（カパの呼吸）

火の呼吸

停滞したエネルギーに火をつける

楽な姿勢で座り、お腹に両手をあてる。息を吸い、「フッ」と音を出しながら鼻から勢いよく吐く。吐くときに腹筋を刺激するように両手でお腹を押す。吐いた反動で息が自然と鼻に入るので、吸うことよりも吐くことに重点をおく。これを30～50回繰り返す。

CHECK POINT

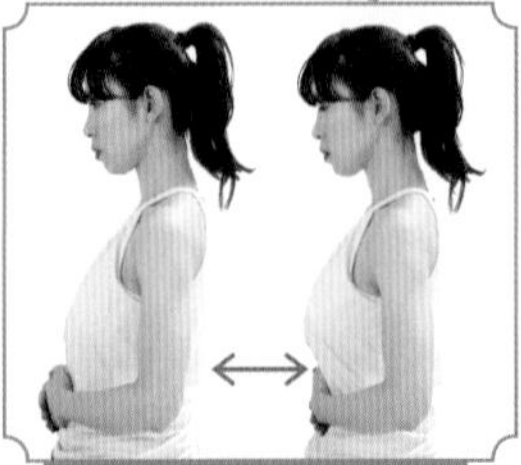

吐く度にお腹を背中に打ちつけるようなイメージで凹まします。

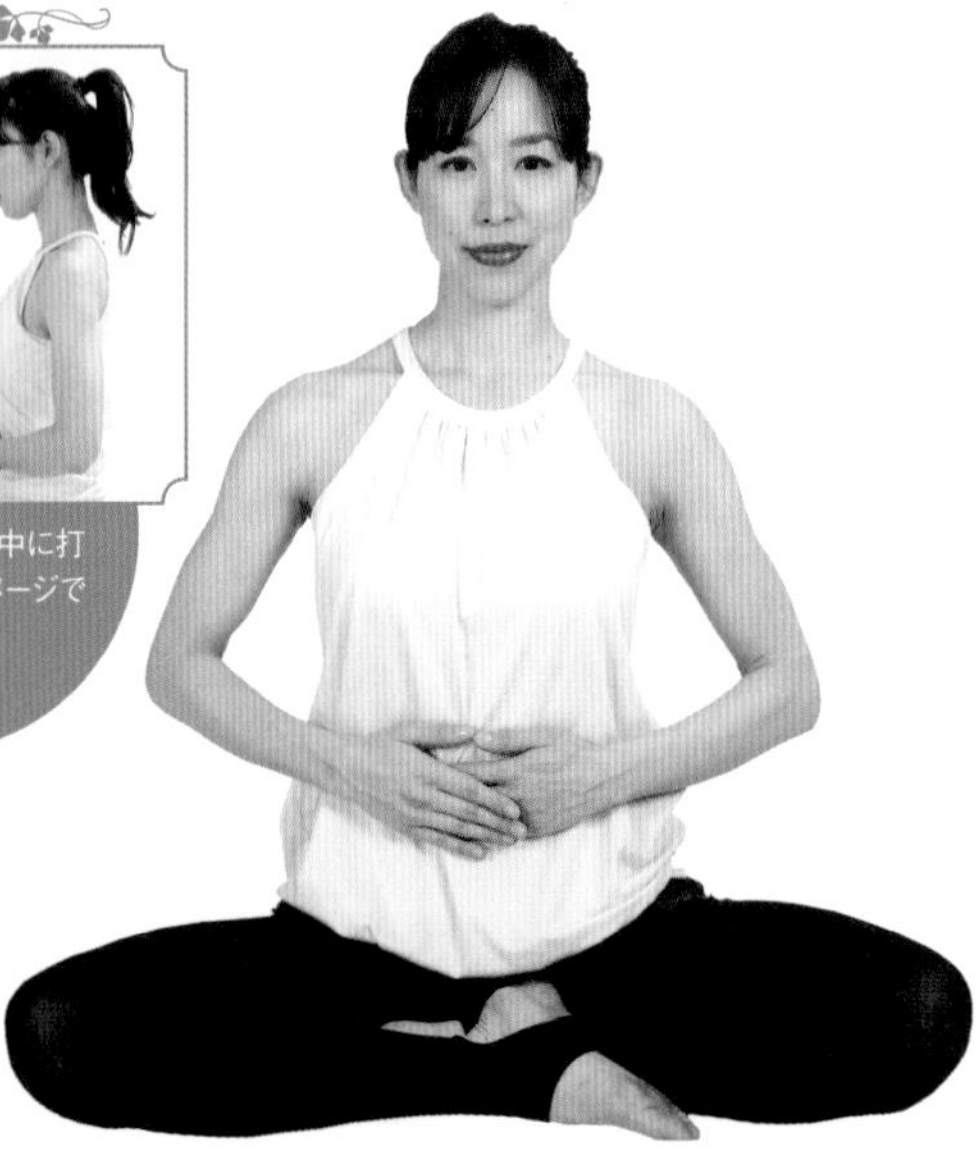

全タイプ・スペシャル呼吸

太陽と月の呼吸

自律神経のバランスを調える

楽な姿勢で座り、右手の人差指と中指を、鼻の右側にあて、左手は右脇にはさみ込む。この状態で、左の鼻から吸い、左の鼻から吐くことを5〜10回程度繰り返す。右側も同様に行う。脇に手をあてることで鼻の通りがよくなり、鼻炎にも効果的。

CHECK POINT

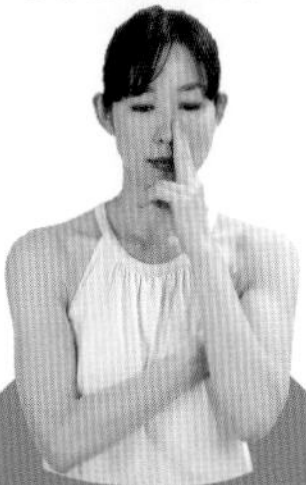

右側も行うことで、交感神経、副交感神経それぞれを刺激し、自律神経が調う。

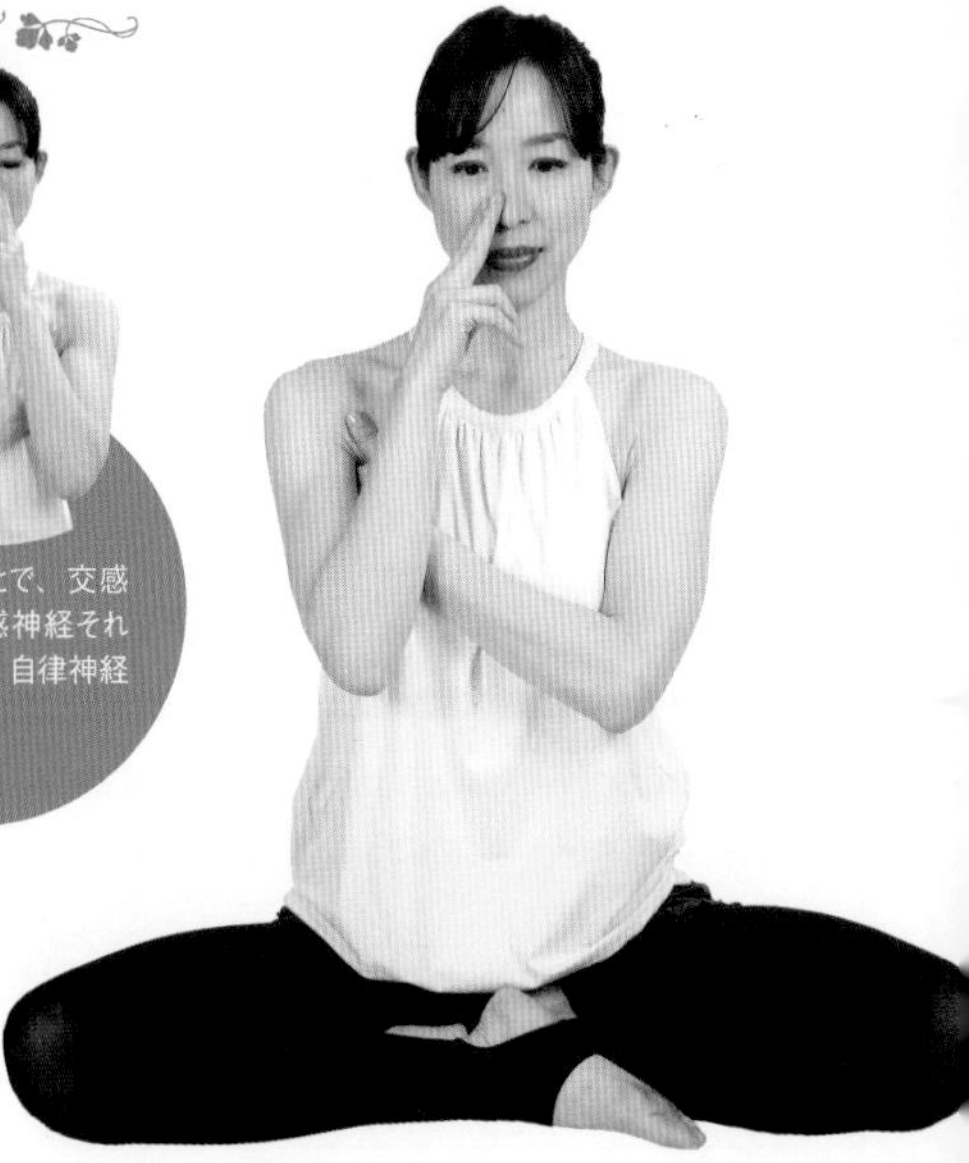

瞑想

Meditation

簡単なストレス解消法ととらえましょう

瞑想というとかなり難しいイメージがあると思いますが、心や体に意識を向け、今の状態に気づくだけでも、それは「瞑想状態」と呼べます。ちょっと疲れて呼吸が浅くなっているな、イライラして息が上がっているな、そんな自分の状況に気づくことも、瞑想のひとつなのです。

自分の状態に気づき、心を落ち着かせれば、頭がスッキリし、イキイキと過ごすことができます。ぜひ毎日の習慣にしてみてください。

瞑想の注意点

- 静かな環境で行いましょう。今回紹介する瞑想法はどこでも行えるものですが、はじめのうちは、静かな場所で行ったほうが、集中しやすいでしょう。
- リラックスできる服装で行いましょう。
- 適度な空腹状態が集中しやすくおすすめです。

外出先でも行える瞑想

波紋瞑想

今必要な言葉を体にしみ込ませる

イスや床に楽に座り、3回ほど深呼吸をし、心の中に、波ひとつない水面を想像します。そこに、今必要な言葉やキーワード（ありがとう、愛、美しさ、喜び、調和など）を小石に見立て、ポトンと落とし、静かな水面に波紋が広がり、その言葉が全身にしみるとイメージします。同じ言葉の小石を3回ほど水面に落としてみましょう。

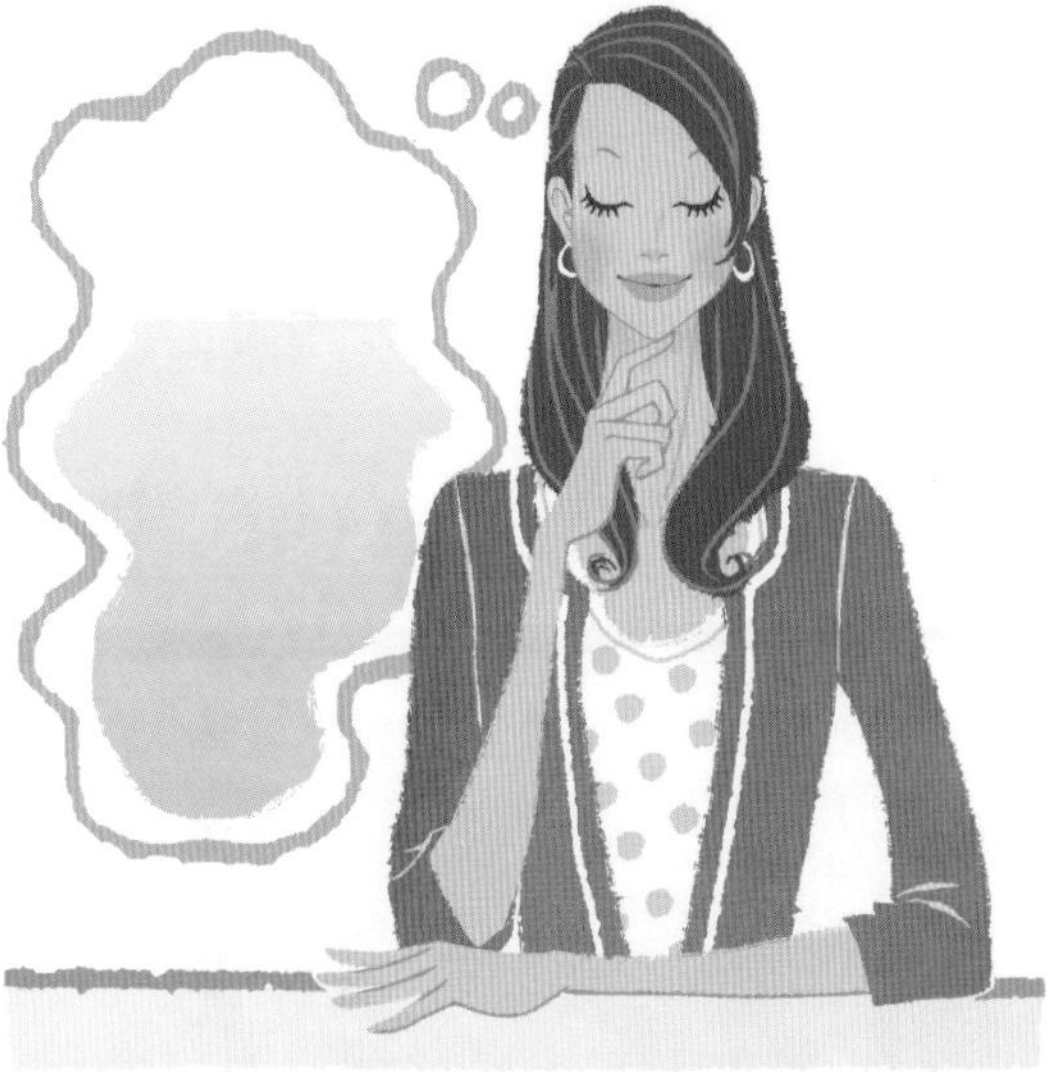

朝の瞑想

笑顔の瞑想

一日のはじまりに気持ちを前向きに

朝起きたあと、鏡の前に立ちます。顔をゆがめたり、大きな口を開けてみたり、体もおかしなポーズをとってみたり……。思いつくままに体を自由に動かし、その姿を観察しましょう。呼吸は自然な呼吸を繰り返します。瞑想の仕上げに、思いっきり笑いましょう。はじめは無理をして笑っていても、次第に自然と笑いがこみ上げてきて、前向きな気持ちになります。

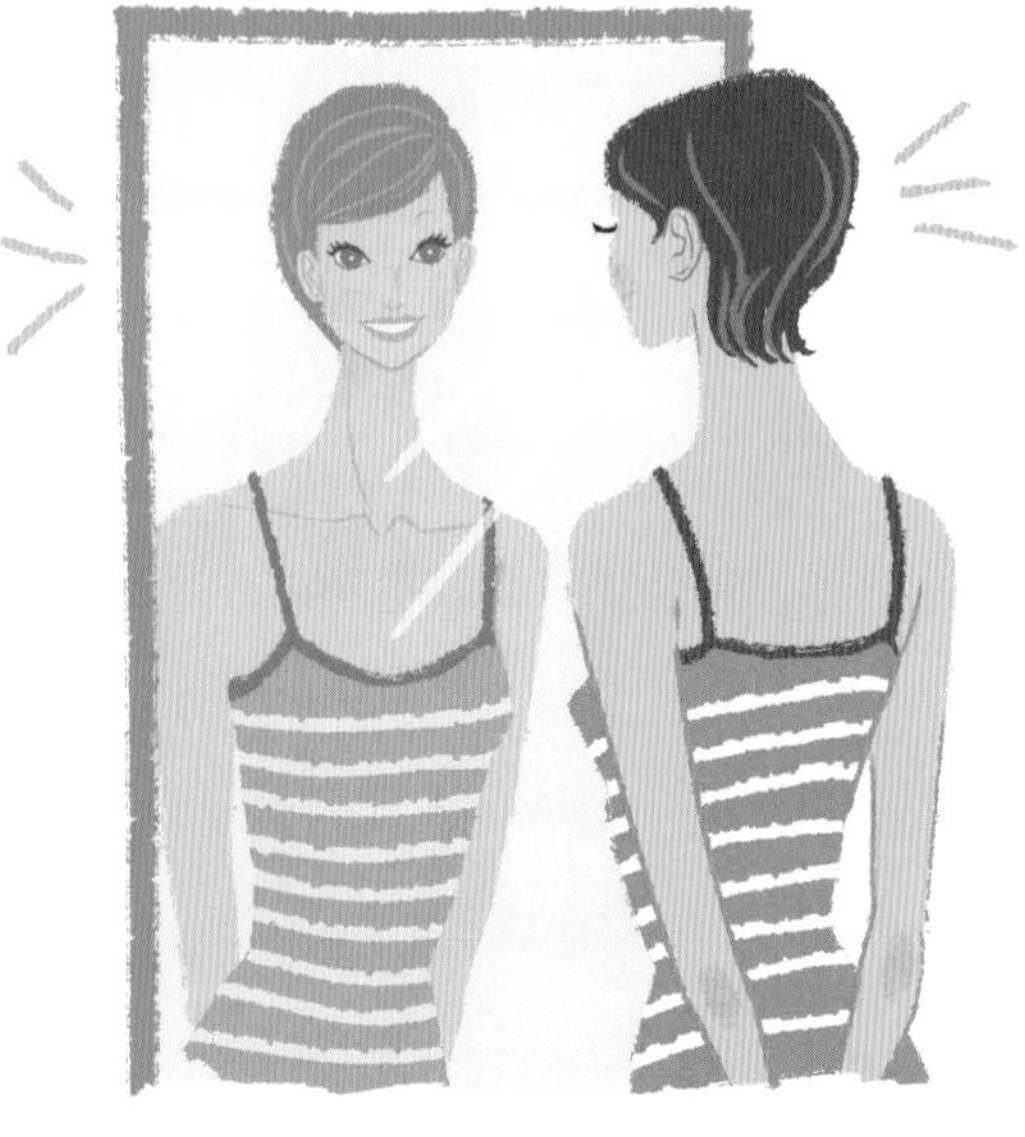

昼 昼の瞑想

ストップ瞑想

自分の体の状態をチェック

仕事中や家事をしているときに、パソコンを打つ手を30秒止める、お皿を洗う手を30秒止めるなど、日常の動きを突然止める瞑想です。動きを止めている間、体の状態に意識を向けてみましょう。息が思いのほか上がっている、肩に力が入っている……など、自分の状態に気づくだけで、心にスペースができ、ゆとりがうまれ、その後の仕事や家事が楽になるはずです。

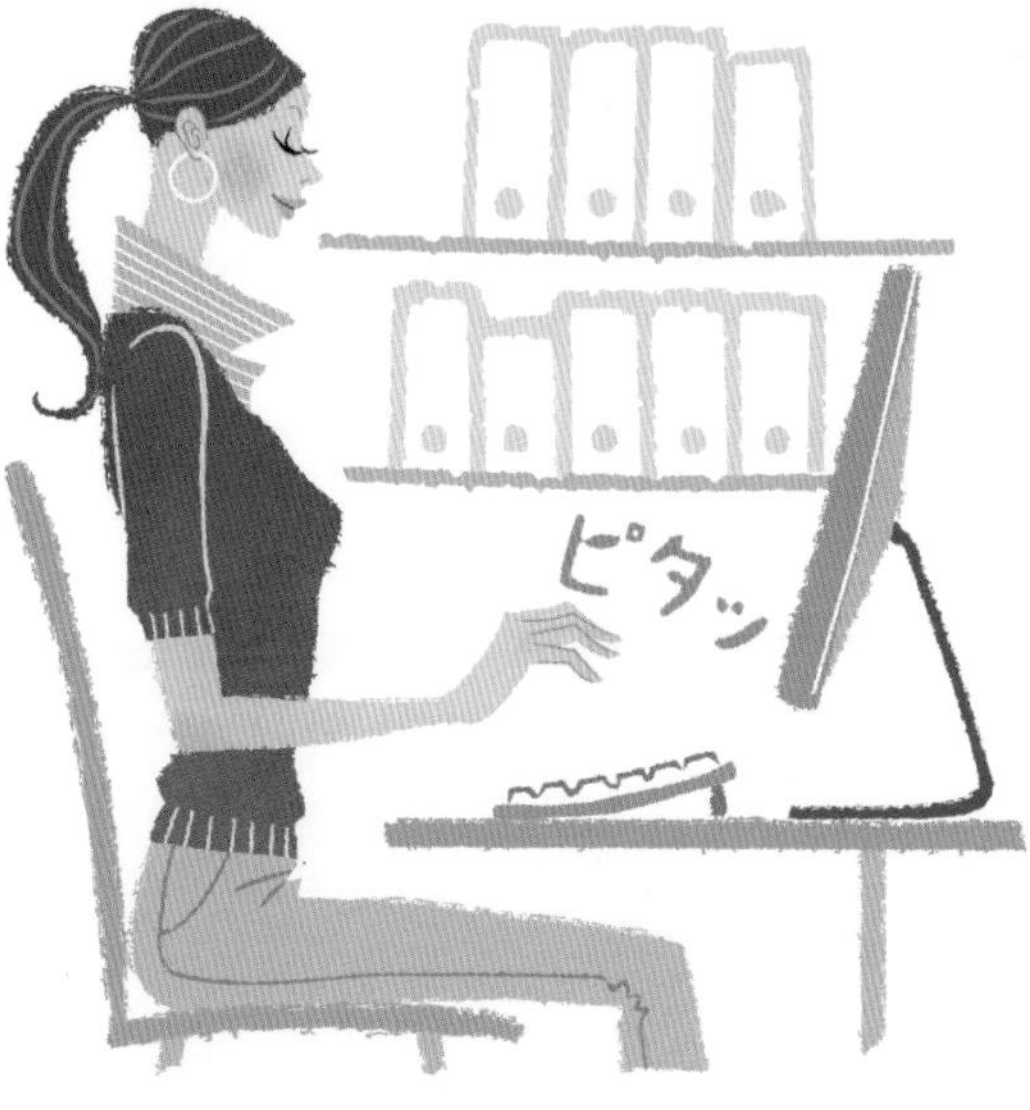

夜　夜の瞑想

ソーダ水瞑想

溜まった疲れや不安を泡のように消す

お風呂の中や寝室で、そっと目を閉じます。ソーダ水の入ったコップをイメージし、コップの底から、その日にあったイヤな出来事が湧いてくるようにイメージ。表面まで上がってきた泡がはじけると同時に、そのイヤな気持ちがふっと消えていきます。泡があらわれてから消えるまで、５～８秒ほどかけ、ゆっくり行います。瞑想の最後には、「明日はすべてにわたりますますよくなる」とイメージし、感謝の気持ちをもって、瞑想を終えましょう。

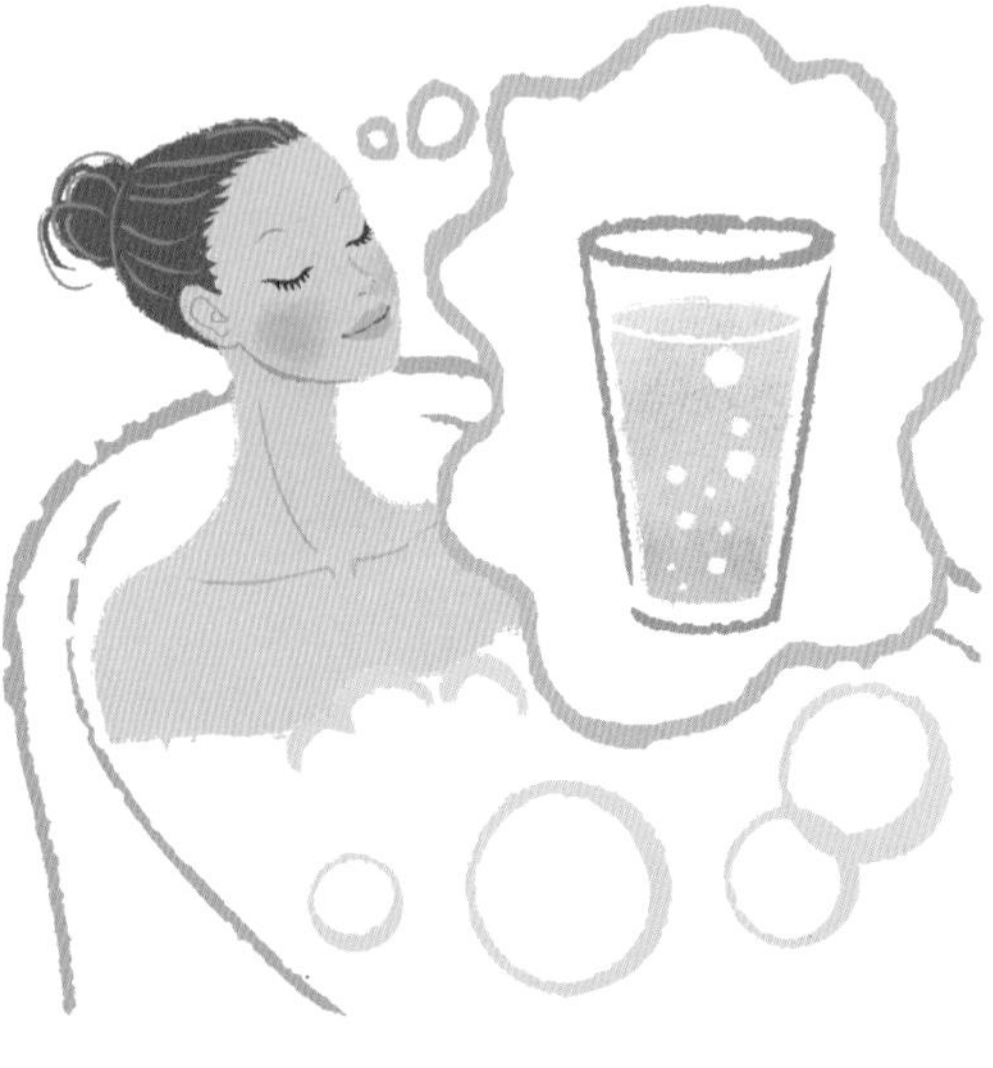

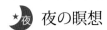

part ⑥

アーユルヴェーダでセルフケア

SELFCARE

Self Care

アーユルヴェーダ的セルフケアとは？

自分で不調を予防・改善するアーユルヴェーダ式・セルフケアの知識を身につけて、健康を維持しましょう。どれも簡単に実践できるものばかりです。

Q アーユルヴェーダ式のセルフケアってどんなもの？

A ヨーガやハーブ療法をはじめ、自宅で手軽に行えるものばかりです

ヨーガやマッサージをはじめ、料理にハーブやスパイスを使うなどして、不調を予防・改善します。どれも簡単に実践できるものばかりなので、「ちょっと体調が悪いな」と感じたら、薬を飲む前に試してみるとよいでしょう。

Q セルフケアをするポイントは？

A 自分が心地よいと思うケアをすることが大切

いくら不調を改善するケアだとしても、本人が苦痛だと思ったら意味がありません。自分の「内なる智恵」に耳を向け、心地よい状態を感じながら行うことがもっとも大切です。

Q セルフケアでどんな病気でも治るの？

A セルフケアには限界があるので深刻な場合は病院へ

風邪や頭痛、花粉症など、さまざまな不調の症状緩和が期待できるセルフケア。しかし、間違ったセルフケアを行えば、症状が悪化することも。セルフケアはあくまでも「家庭の医療」なので、症状が深刻な場合は病院で診てもらいましょう。

「内なる智恵」と相談し心地よいセルフケアを

インドでは、アーユルヴェーダを単なる補完代替医療(西洋医学の代わりに用いられる医療)としてではなく、独立した「医療体系」ととらえています。実際にインドの人口の8割程度の医療をアーユルヴェーダが請け負っているともいわれており、病院で治療を受けるというだけでなく、多くの人々がアーユルヴェーダを「家庭の医療」として実践しています。

アーユルヴェーダは、古くから理論として体系化されて完成しています。そして、その中にはセルフケアに役立つ智恵も満載。しかもシンプルな自然療法なので、家庭で実践しやすく、セルフケアに簡単にとり入れることができます。

次のページから具体的な症状に効くセルフケアの方法をご紹介します。アーユルヴェーダは「知識」ではなく、「人間の智恵」と考えられていますから、実践するときは自分の中の「内なる智恵」に耳を傾けながら行なうことが重要。自分の体を見極め、体や心が喜ぶケアをしましょう。

セルフケアの注意点

セルフケアは、毎日の養生法として活用してください。軽度の症状であればセルフケアでカバーできることもありますが、なかには、重大な病気の前触れが症状となってあらわれている場合もあります。症状が長引く場合などは、すぐに医師の診断を受けるようにしましょう。

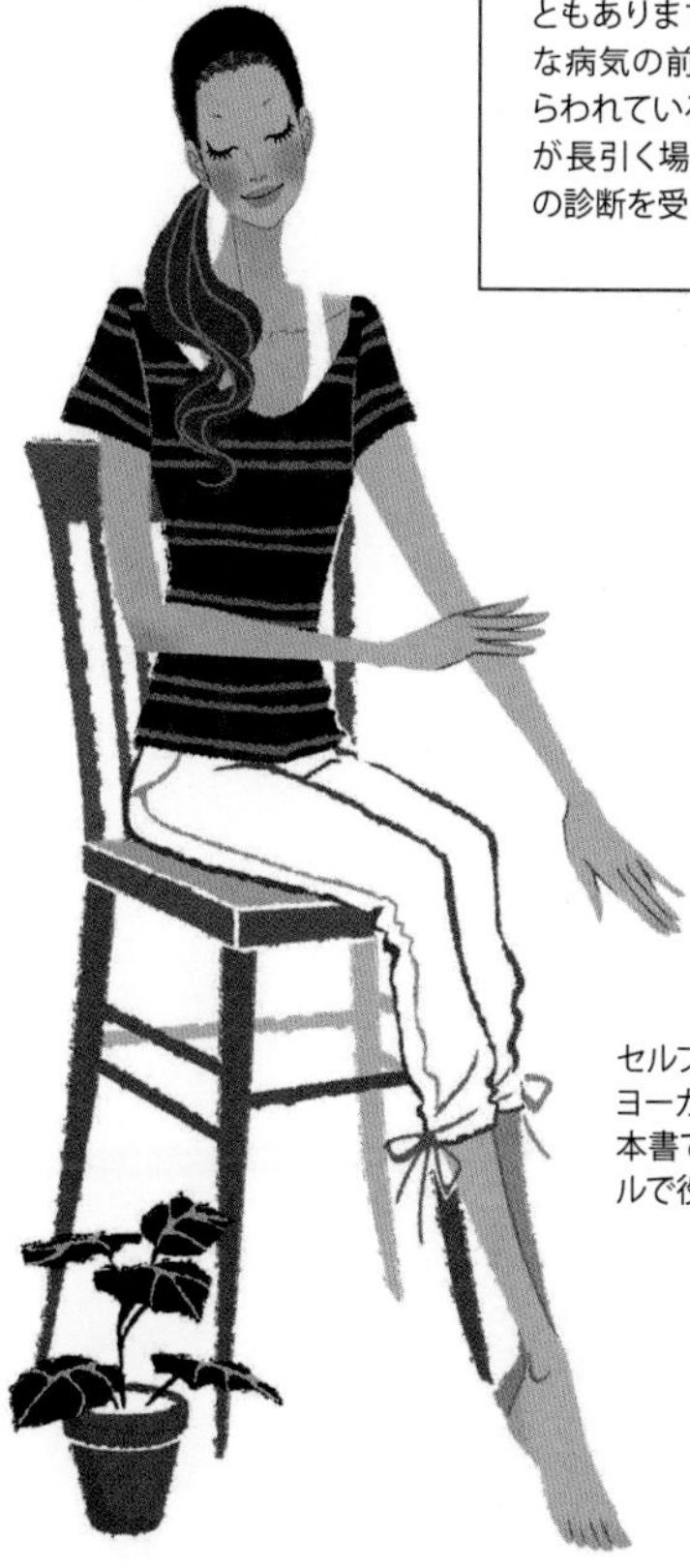

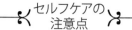

セルフケアはマッサージをはじめ、ヨーガや食事療法などがメイン。本書で紹介しているケアを、トータルで役立ててください。

Mental Care
心のケア

ストレス

心と体の不調を引き起こすストレス

現代人は、精神的・肉体的ストレスを抱え込みがち。過度のストレスは自律神経のバランスを乱し、体の不調も引き起こします。ストレスをゼロにすることは不可能なので、日頃からうまく発散し、心身の健康を維持しましょう。十分な睡眠や休息をとり、規則正しい生活を送ることが大切です。

本質によって、ストレスの受けとり方が異なります。ヴァータの人は不安を感じ、落ち着きがなくなります。ピッタの人はイライラや怒りが強くなるでしょう。カパの人は感情を表に出さず、ひとりで抱え込んでしまう傾向があります。

体と心を鎮め、心身に毒素を溜めないこと

ストレス対処のポイントは、以下の3点です。

①体のバランスを保つ　現在の体調を見極める。また笑ったり、自分が喜ぶことを積極的に行う。

②心のバランスを保つ　正しい呼吸法を心がけ、瞑想をしたり自然に触れたりすることで、心を落ち着かせる。リラックス効果のある精油やハーブを使用するのもおすすめ。

③心身を浄化する　食事に気をつけ、日頃から心身に毒素を溜め込まないようにする。神経の働きを活性化させるビタミンB_1（豚肉、ホウレン草、ゴマなどに豊富）や、心身を安定させるビタミンC（緑黄色野菜、緑茶などに豊富）などを積極的にとる。

ストレスの対処法

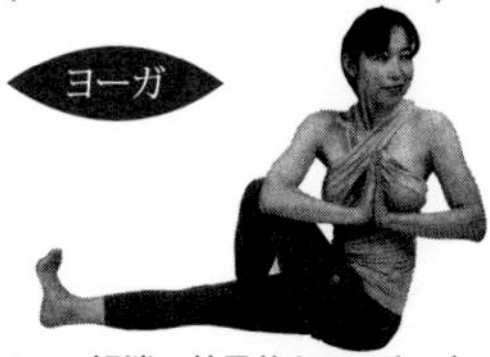

ストレス解消に効果的なヨーガ。安定した呼吸で行い、心身を鎮静しましょう。体を動かすこともストレス解消になります。心地よいと思うポーズをとって。

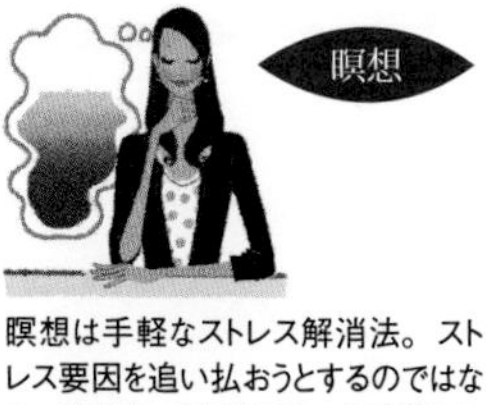

瞑想は手軽なストレス解消法。ストレス要因を追い払おうとするのではなく、頭をすっきりさせて、心を穏やかにします。

Mental Care
心のケア

イライラ

ピッタを鎮めるセルフケアを

イライラしているときはピッタが増加している状態。ささいなことで怒ったり、憤りを感じたりします。自分をコントロールできないことも多いことでしょう。

そんなときは自然に触れたり、体を冷ます水泳などをしたりすると、本来の自分をとり戻せます。またメロンやスイカなど、水分が多くて消化のよい、甘い液状の食べものをとるのもおすすめです。甘味、苦味、渋味をあわせもつホウレン草やカリフラワーなどの野菜を積極的に食べるのもよいでしょう。逆に塩辛い、辛いといった刺激のある食べものや、闘争的な事柄（討論、競技など）は避け、穏やかでいることを心がけるようにしましょう。

ヨーガを行うときは、１８２ページで紹介している「イライラするときのポーズ」が効果的です。

Mental Care
心のケア

情緒不安定

原因を見極め、心の安定をはかりましょう

ヴァータが増えていると心にもさまざまな影響が出て、情緒不安定に陥ります。原因を見極めて、対処していきましょう。ヴァータが増え過ぎるとソワソワしたり、集中力が低下したり、空虚感にさいなまれます。ヴァータのバランスを調えるには、心身の休息をはかり、香りや音楽でリラックスを。ゴマ油を使用したマッサージも効果的です。

一方、カパが増え過ぎると活動する意欲がなくなり、無気力状態になったり、保守的になりがち。日中は運動をするなど、活発に動くことを心がけたり、体を冷やさないように注意することが肝心です。

心をリセットさせ、冷静さをとり戻す瞑想は、情緒を安定させるのに非常に効果があります。自分を見失いそうなときに、積極的にとり入れてください。

Mental Care
心のケア

睡眠トラブル

多くの人が抱える睡眠障害

睡眠のトラブルを抱えている人は3人に1人ともいわれています。しかし、ひとことで「睡眠障害」といっても原因や症状はさまざまです。代表的な睡眠障害に、体は疲れているのになかなか眠れない「入眠障害」、眠りが浅い「熟眠障害」、朝早く目覚めてしまってそのまま眠れない「早朝覚醒」、寝ている途中に何度も起きてしまう「中途覚醒」などがあります。

ほかに睡眠障害でもっとも多いのは、「眠れなかったらどうしよう」という不安がストレスになるケース。そんなときは、ヴァータやピッタが増えています。

リラックス度を高めて、安眠を誘う

安眠するためには、眠る前の入浴が効果的。38～40度のお風呂でゆっくり半身浴をするとよいでしょう。そのときに安眠効果が高いラベンダーの精油を3～4滴加えるとさらに効果大。ゆっくり深呼吸をすれば、リラックスできます。132ページ「ヴァータの過剰を調えるヘッドマッサージ」をとり入れるとよいでしょう。

そのほか、セルフマッサージや穏やかな音楽、安眠効果の高い寝具なども不眠の解消につながります。ゆっくり入浴をして間接照明にするとリラックス気分が高まり、徐々に眠気が訪れてくるでしょう。また、就寝直前のインターネットや携帯メール、テレビなどは不眠の原因になるので避けましょう。

また、朝起きたらカーテンを開けて、太陽を浴びましょう。体内時計がリセットされ、「朝起きて夜眠る」という習慣が身につきます。

睡眠トラブルの対処法

ヨーガ

就寝前の激しい運動は睡眠の妨げになるので、ゆったりとした動きのヨーガはおすすめ。p196「ねむれる英雄のポーズ」を行い、心身の疲労をとり除けば、質のよい睡眠が得られます。

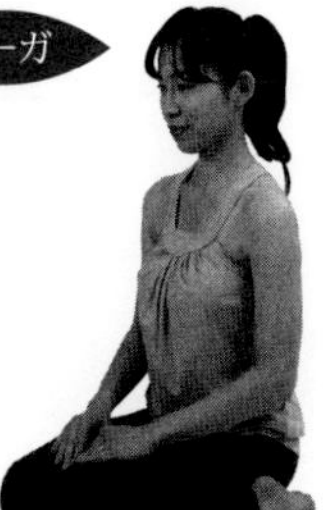

Disorder of the body
―《体の体調》―

風邪

ヴァータを鎮めるケアを中心に行う

アーユルヴェーダでは、４つの風邪のタイプがあると考えます。

①ヴァータタイプ　全身がだるく、激しい頭痛を伴う。
②ピッタタイプ　胃腸に不調が出やすい。
③カパタイプ　くしゃみが頻繁に出て、頭が重くなる。
④すべてのエネルギーが乱れる　症状が重くて複合的で、発熱する。

風邪をひく前やひきはじめであれば、ヴァータを鎮めることがポイントです。しかし、心身のアンバランスを熱やせき、鼻水などで体外に出そうとしている場合もあるので、あえて症状を抑えないほうがよいこともあります。安易に薬に頼らず、まずは以下の対処法を実践してみましょう。

風邪の対処法

①休息を十分にとる
②体を温める　ただし、急性の場合は避ける。
③食事を減らす　消化力が落ちているため。
④ビタミンCを服用する　1日3回、2000mgずつ摂る。風邪の予防にも効果的。
⑤風邪の初期症状が出たら、生のニンニクを2片食べる
⑥うがいをする　緑茶やセージ、タイムのハーブティーがおすすめ。
⑦ショウガ湿布　246ページを参照に胸や腰、鼻などに当て、温める。
⑧おろしたショウガとはちみつ、レモンを同量入れ、お湯で割って飲む。
⑨お湯にショウガをすりおろしたものか、ユーカリの精油を数滴入れて、湯気を吸入する。

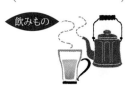

飲みもの

ショウガ、黒コショウ、ピッパリーを同量混ぜたトリカトゥ。小さじ4分の1程度にはちみつを加え、適量のお湯を入れていただく。特に寒気や熱があるときにおすすめ。

足浴

熱があるときは、足浴をして汗をかきましょう。42度くらいの熱めのお湯におろしたショウガかターメリックを入れ、20分程度足浴します。お湯がぬるくなったらお湯を足し、やけどをしないように行って。終了後は、温かいふとんで休みましょう。

Disorder of the body
—体の体調—

呼吸器のトラブル

カパの増大が、呼吸器系のトラブルを招く

アーユルヴェーダでは、せきやのどの痛みなどの呼吸器疾患は、カパのバランスが乱れることで起きると考えられます。そのため、カパを増やす甘味、酸味、塩味は控えるようにしましょう。反対に辛味、苦味、渋味はカパを調えるのでおすすめです。

また、軽いのどの痛みが繰り返し起こるときは免疫力の低下が原因です。178ページ「全身のめぐりをよくする」ヨーガを行い、免疫力を高めましょう。

うがいや食事療法で、痰を排除しましょう

乾いたせきやのどの痛みが続くようなときは、ヴァータが増えています。そんなときは、ターメリックと塩をお湯で混ぜたものか、ゴマ油（15cc程度）で1分間うがいをするとよい

でしょう。また、黒コショウとはちみつを混ぜると、強力な去痰剤になります。これは鼻水を伴う症状にも効果的です。

食事は粘液過多を予防するため、合成着色料、合成香料、保存料などの添加物を避けましょう。加工物も避け、なるべくシンプルな料理法を選びます。

うがいや食事療法で、痰を排除しましょう

手軽に飲めるおすすめドリンクを紹介します。

①ジンジャーティー　ショウガをすりおろし、紅茶に加えます。はちみつを混ぜて飲むと、のどが潤います。去痰作用のあるシナモンを加えるのも◎。

②タイムのハーブティー　強力な抗菌作用と去痰作用があります。うがいに使用しても。

③アロエジュース　食後に飲みましょう。

呼吸器系のトラブルの対処法

ヨーガ

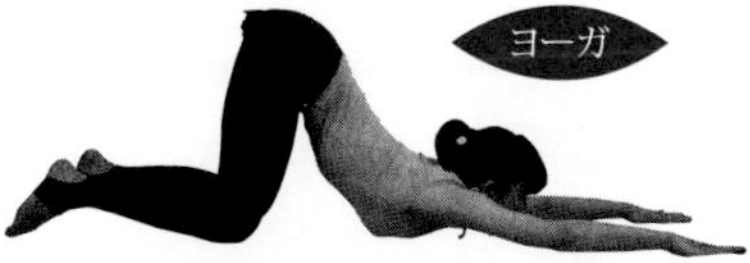

呼吸器の不調には、カパゾーンを刺激するヨーガのポーズも有効です。胸を開くp188「ネコのポーズ」を行なって、停滞したカパを取り除きましょう。

Disorder of the body
―〈体の体調〉―

頭痛

3つの性質の乱れによって起こる頭痛

アーユルヴェーダでは、頭痛を4タイプに分けて考えます。

①ヴァータ型頭痛　緊張や不安、冷えなどが原因で、筋肉が緊張して起こる。首から後頭部にかけて、持続的な痛みが生じやすい。

②カパ型頭痛　1日中あまり動かないと起こり、頭や体が重苦しいと感じる。

③ピッタ型頭痛　側頭部がズキズキと脈打つように痛む、片頭痛の症状。

④アーマ（未消化物）型頭痛　頭痛が頻繁に起こり、しかも不規則に起こる。

痛みはヴァータが増えることで起こりますが、ピッタとカパの増加や、毒素の蓄積も原因です。つまりヴァータ、ピッタ、カパ3つのバランスを調え、毒素を排出することが重要です。

頭痛に合ったケアを行おう

頭痛を改善するには、睡眠をしっかりとり、規則正しい生活を送ることです。ストレスも悪化の要因となりうるので、リラックスできる時間を多く作って。コーヒーなどのカフェインは、控えるようにしましょう。

頭痛の種類によって、効果的な対処法は異なります。ヴァータ型頭痛は、ヴァータを鎮めるヘッドマッサージ（132ページ参照）を行ったり、カモミールティーが有効。軽く体を動かすとよいので、ヨーガもおすすめです。カパ型頭痛は、ユーカリの精油を使用したスチーム（126ページ参照）が効果的。ピッタ型頭痛は、目の疲れも原因なので、目を休ませましょう。

アーマ型頭痛の対処法

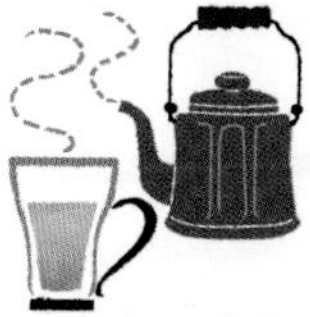

飲みもの

アーマの蓄積が原因で起こる頭痛には、アーマの浄化が必要です。白湯を飲むことを習慣にしましょう（p103 参照）。また、なるべく小食にし、食前に生のショウガ（スライスしたものを2枚程度）を食べるのも効果的です。

Disorder of the body
—〈体の体調〉—

吐き気

スパイスやショウガ湯などですっきり

食べ過ぎや油っぽいもののとり過ぎなどで起こる吐き気は、消化不良が原因です。アーユルヴェーダでは、溜まり過ぎたカパを排出しようとする正常な反応ととらえられています。そのため、薬などで無理やり吐き気を抑えるべきではないと考えます。ただし続く場合は、重大な病気の可能性もあるので受診しましょう。まずは食生活の見直しをはかり、消化の火(アグニ)を高める食べものを積極的にとりましょう。コリアンダーなど、各種スパイスや柑橘類が特におすすめです。

吐き気には、ショウガの絞り汁を白湯に入れて飲むのが有効。ミントティーを飲むのも、胃腸のムカムカがすっきりしてよいでしょう。レモンとはちみつを同量加えて飲んでも効果があります。また、玉ねぎの絞り汁にはちみつを加えて飲むとすっきりします。

Disorder of the body
〜体の体調〜

二日酔い

飲酒前にターメリックを飲み、適量を守って

アーユルヴェーダでは、アルコールによってピッタが増えた結果、消化の火(アグニ)が働かなくなった状態を二日酔いと考えます。朝にアルコールが残っていたら、苦味のある番茶に、酸味のある梅干しと塩味のある醤油を数滴たらし、甘味のあるショウガの絞り汁を加えて飲むとよいでしょう。レモンとショウガの絞り汁をお湯で割って飲んでも効果があります。

二日酔いによいとされているターメリック(ウコン)にはクルクミンという肝保護作用のある成分が含まれているので、飲酒前に飲むと効果的。ただし、二日酔いを予防できるからといって飲み過ぎれば、体によくありません。1日の適量は、ビールなら中びん1〜2本、日本酒なら1〜2合程度です。週に2日は休肝日を設け、肝臓に負担をかけないようにしましょう。

Disorder of the body
―〈体の体調〉―

疲れやすい

カパの増加や未消化物の蓄積が主な原因

なんとなく体が重くてだるい、疲れがとれないといった慢性的な疲労は、体内の重い性質＝カパが増え過ぎたことで起こります。特に春はカパが増えやすいので、こうした症状が出やすい季節。朝方も同様にカパが増えやすいので、体が重く感じます。また、疲労物質として代表的な乳酸が生成される過程は、消化の火（アグニ）が低下し、十分に消化ができなくなった状態に似ています。つまり、未消化物（アーマ）が蓄積しても、体が重くてだるいといった症状が出るのです。以上のことを考えると、主にカパの乱れを調節し、未消化物を浄化することが対処法となります。さらに精神的ストレスの蓄積も疲労の要因になるので、心を安定させることも大切。ただしあまりに疲労感が続く場合は、一度病院を受診するとよいでしょう。

ヨーガや呼吸法、ニンニクで疲労を回復

睡眠時間をたっぷりとり、生活リズムを調えることが大切なのはいうまでもありませんが、心と体に正しいリズムを呼び起こすことも不可欠。リラックスできるヨーガのポーズをとりましょう。さらに自分の呼吸を意識した呼吸法（198ページ参照）を実践することも、疲労回復になります。

簡単に実践できる方法としては、滋養強壮効果のあるニンニクをとること。心と体を活性化する作用があるので、料理に積極的にとり入れましょう。また、未消化物を浄化するショウガやシナモンを紅茶に入れるのも手軽でおすすめです。

慢性疲労の対処法

ヨーガ

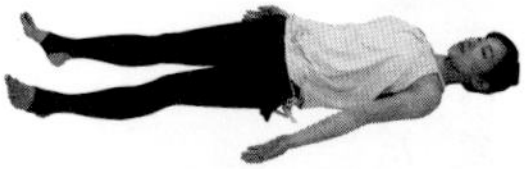

ヨーガで筋肉や関節、内臓を活性化させて、活力を呼び覚ましましょう。特におすすめのポーズは、p178「全身のめぐりをよくする」④のシャヴァーサナ。ゆったり行うことで、心の疲れもとることができます。

Disorder of the body
―体の体調―

夏バテ

適度に汗をかき、消化の火を活発に

夏の暑さによって起こる夏バテ。食欲がなくなったり、全身に倦怠感があったり、ときにはめまいがしたり熱が出ることもあります。夏バテ対策をしっかかして、厳しい夏を乗り切りましょう。

夏に食欲がなくなるのは、消化の火(アグニ)が低下するから。スパイスを使った料理は食欲を高め、消化の火を燃えやすくするので、適度にとるとよいでしょう。また、夏にピッタが増え過ぎると、それを鎮めようと冷たいものをとり過ぎたり、クーラーの冷たい風を長時間浴びたりしがち。すると消化の火がさらに低下したり、ヴァータが増えたりして、さらなる不調が起こります。汗には浄化の作用もあるので、夏は適度に汗をかくことも必要です。

消化のよい食事と、環境づくりに工夫を

夏バテの改善には、食生活の見直しも肝心。体力をつけようとスタミナ料理を食べるのは、消化力が弱っているこの時期は逆効果。食事の量は少なめにし、よくかみ、ゆっくり食べましょう。冷た過ぎる飲みものは避け、熱すぎない白湯を適度にとります。甘い果汁も体を冷やすので、夜は避けたほうがよいでしょう。

また、冷房はなるべく控え、自然の風を部屋にとり込みましょう。部屋に青や緑など、自然を連想させる色を使うとピッタが鎮静します。波の音などのヒーリング効果がある音楽をかけたり、ペパーミントなどの涼しげな香りを拡散させるのも効果があるでしょう。

夏バテの対処法

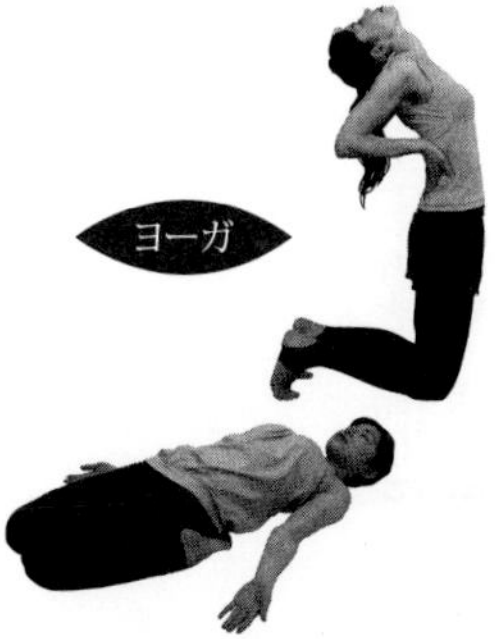

ヨーガで軽く汗を流し、体内を浄化させましょう。p185「らくちんラクダのポーズ」やp196「ねむれる英雄のポーズ」などの、消化力を高めるポーズを中心に行って。クーラーが効きすぎている部屋で行わず、自然の風を浴びながら行うのがポイント。

Disorder of the body
〜体の体調〜

眼精疲労

伝統的なネートラ・タルパナで疲れ目をケア

眼精疲労は目の乾燥や目の筋肉の疲労が原因。パソコンなどは時間を決めて使用し、ホットタオルを目にあてて眼精疲労を予防・ケアしましょう。また、眼精疲労はアーユルヴェーダでは、ピッタが増えた状態。ドライアイは、ヴァータの過剰が考えられます。

伝統的なケアとして「ネートラ・タルパナ」と呼ばれる眼球浴があります。医療機関で受けるときは、練った小麦粉をドーナッツ形にして目の周りにはりつけて堤防を作ってギー（279ページ参照）を注ぎ、ゆっくり目を開けて眼球を左右に動かして行います。セルフケアで行うときは、市販の洗眼薬のカップなどに38度程度のギーを入れて、目を洗浄すると簡単。両目に行い、30分は日光や照明を見ないようにしましょう。終わったあとは涙が出ますが、視界がすっきりします。

Disorder of the body
〜体の体調〜

貧血

鉄分を補う食事療法を

女性に多い貧血は、血液中の赤血球に含まれるタンパク・ヘモグロビンが減少している症状のことを指します。日本では貧血を起こすと「顔が真っ青になる」という表現をしますが、アーユルヴェーダで「顔色が白くなる」と表現します。

アーユルヴェーダでは、貧血は辛いものやすっぱいもの、塩辛いもの、アルコールなどの過剰摂取、つまり食生活が大きな原因だと考えます。また、熱によって身体の血液組織が損なわれ、同時に肝臓の病気も生じて、貧血になるという考えもあります。

予防には、赤い肉と骨からとったスープやザクロジュース、ぶどう、黒砂糖などが効果的だといわれています。また、食事一時間前と直後のコーヒーは吸収と消化の機能を低下させるので、控えましょう。

Disorder of the body
〈体の体調〉

肩こり、腰痛

痛みの原因は、ヴァータの乱れ

慢性的な肩こりや腰痛は、主に筋肉の疲労が原因です。長時間同じ姿勢で座っていたりすると、全身の血行が悪くなって乳酸などの疲労物質が蓄積され、痛みが起こってしまうのです。また、精神的な緊張が続くと筋肉の緊張を引き起こし、結果的に腰痛や肩こりが悪化することもあります。ストレスをためないように、うまく発散しましょう。

アーユルヴェーダでは、腰痛や肩こりをヴァータ性の疾患ととらえています。しかし、痛み自体はヴァータの増加が原因でも、消化力が衰えるとピッタ性の肩こりが、運動不足が続くとカパ性の痛みが起こるといわれています。さらに未消化物（アーマ）の蓄積も、肩こりや腰痛の原因になるので注意しましょう。

入浴やマッサージ、ヨーガで改善！

筋肉の緊張をほぐすには、血行を促進する入浴やマッサージが有効。入浴をする際、筋肉をリラックスさせるラベンダーの精油を3滴程度湯ぶねに入れると効果があります。冷えは痛みを悪化させるので、日頃からくつ下をはきましょう。

また、適度な運動やストレッチは肩こりや腰痛の予防・改善に欠かせないので、ヨーガは最適です。191ページ「肩まわしのポーズ」で筋肉のこわばりをほぐしましょう。197ページ「鋤（すき）のポーズ」は肩こりに、189ページ「片膝を引き寄せるポーズ」は腰痛のときにおすすめです。

肩こりの対処法

マッサージ

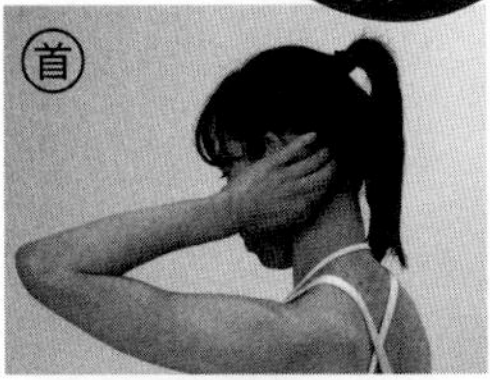

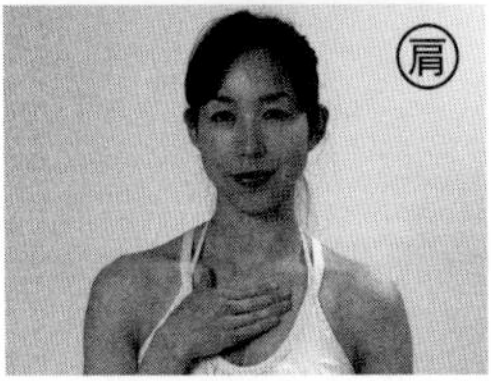

マッサージで痛みの原因であるヴァータを鎮めましょう。p153「首のマッサージ」、p158「肩のマッサージ」を参照に、自分の本質に合ったマッサージをするとより効果的です。乾燥する冬は、ゴマ油などを使用したオイルマッサージにしても◎。

Disorder of the body
〜体の体調〜

花粉症

カパの蓄積で起こる花粉症

日本人の約４人に１人が悩まされているともいわれる花粉症。日本人に圧倒的に多いのは、春に発症するスギが原因の花粉症です。

花粉症は自律神経や免疫系のバランスが乱れると起こりやすくなります。つまり、花粉そのものだけに原因があるのではなく、体内に問題が起きていると、アーユルヴェーダではとらえます。冬の間に蓄積されたカパにより、春に体内のカパが増加して、花粉症が起きるというわけです。ですからカパが多い人は、花粉症にかかりやすいといえます。

冬の間からカパを増大させない工夫を

春に起きる花粉症の予防としては、冬にカパを蓄積させない生活を心がけることが肝心です。食事は腹8分目にし、温かいものをとりましょう。カパを減らすショウガや七味唐辛子などのスパイスは、辛味で温性の効果をもつので、冬の間から適宜とり入れます。春になったら、フキなどの苦味のある山菜類をとるのも効果的。逆に冬の間からチーズやヨーグルトなどの乳製品は控えたほうが無難です。

適度に体を動かすことも大切ですが、激しい運動はヴァータを増やすので、避けましょう。ヨーガはちょうどよい運動量です。184ページ「カパを減らすヨーガ」を中心に、心地よいポーズをとってみましょう。

また、鼻がむずむずするときは鼻洗浄をすると、すっきりします。方法はぬるめのお湯（コップ　程度）に塩小さじ1を混ぜて小さめの急須などに入れ、片方の鼻腔に入れ、反対の鼻腔から出すだけ。最後にフッフッと、鼻から息とお湯を吐き出すのがポイントです。

花粉症の対処法

朝の入浴

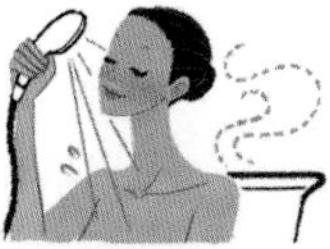

夜に洗髪をすると頭が冷えるので、朝にしましょう。起床後に入浴をして体を温めると、鼻の調子もよくなります。

Disorder of the body
〈体の体調〉

冷え性

女性に多く、ヴァータの増え過ぎが原因

男性に起こる場合もありますが、圧倒的に女性が多い冷え性。筋肉量が少ないことも原因のひとつです。筋肉が少ないと基礎代謝が低くなるため体温が低くなり、結果的に冷えが起こるというわけです。

アーユルヴェーダではヴァータが増え過ぎて血液循環が悪くなり、冷え性が起こると考えますが、消化の火（アグニ）が低下してしまうことも原因のひとつと考えられています。

食生活を見直し、足浴などで体を温めて

冷え性を改善するには、まず食生活の見直しを。ヴァータを増やしたり、消化の負担になる飲食物はよくありません。冷たい飲みものは控え、野菜なども生でいただくのは避けましょ

う。油っこいものや果物も控えます。おすすめなのはお粥など、温かくて消化によい食べもの。体を温めるショウガやコショウ、ニンニク、トウガラシなども積極的にとるとよいでしょう。

また、精神的ストレスもヴァータを増やし、冷え性を悪化させます。運動でストレスを発散することがおすすめですが、冬は家に閉じこもりがち。ヨーガなら自宅で気軽に行えるので、習慣にするとよいでしょう。

体を温めることも忘れずに。入浴はもちろん、足浴をするのも有効です。方法は、まず洗面器にお湯を入れてすりおろしたショウガを適量入れます。3分間くるぶしまでつけ、今度は水の入った洗面器に足をつけます。これを何度か繰り返すと自律神経が刺激され、冷え性の改善が期待できます。ショウガの代わりにラベンダーの精油2~3滴を入れてもよいでしょう。いずれもやけどをしないように注意を。

冷え性の対処法

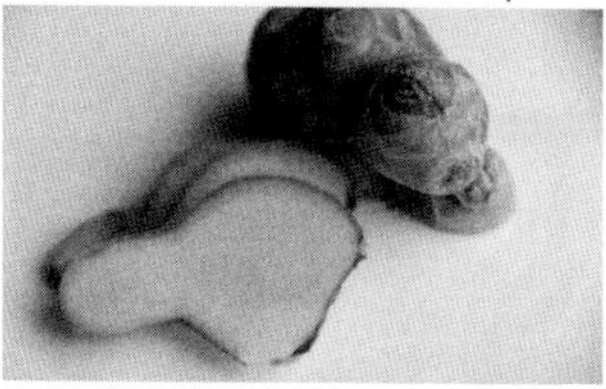

ヴァータを増やすコーヒーなどの刺激物はなるべく避けましょう。冷たい飲みものや食べものもNG！ 体を温めるショウガなどを、積極的にとって。

Disorder of the body
―体の体調―

便秘、下痢

ヴァータが増え過ぎることで起こる便秘

便秘の原因はさまざまですが、女性に多いのは便意をもよおしているときに我慢し、排便のリズムが狂うケース。きちんと睡眠をとり、トイレの時間を決め、規則正しい生活を送ることが改善につながります。

アーユルヴェーダでは、便秘はヴァータが増えることで起こると考えます。精神的ストレスも便秘を誘発するので、ヨーガのポーズや呼吸法、瞑想などを習慣にするとよいでしょう。また、便秘解消には軽い運動が不可欠なので、その点からもヨーガはおすすめです。

食物繊維は便秘の改善によいとされていますが、不溶性食物繊維（セルロースなどの水に溶けない食物繊維）の過剰摂取はヴァータを増加させるので逆効果。果物に含まれる水溶性食物繊維をとります。ペクチンを含むりんごを焼いて食べるとよいでしょう。

ピッタの乱れが原因で起こる下痢

アーユルヴェーダでは、下痢はピッタが増え過ぎた状態を浄化しようとする、正常な反応と考えます。薬で無理に止めないほうがよい場合もありますし、長期間続く場合は過敏性腸症候群などの病気の可能性もあるので、病院で受診したほうがよいでしょう。

軽い下痢や精神的ストレスからくる下痢には、熟れていない青いバナナを煮て、ショウガ粉とギー（279ページ参照）をかけて食べる方法がおすすめ。

また、ヨーグルトと水を同量入れてラッシーを作り、すりおろしたショウガを入れて飲むのも有効です。

うんちセラピーのススメ

便は健康のバロメーター。ヴァータが増えるとコロコロした固い便に、ピッタが増えると下痢ぎみだったり悪臭がする便に、カパが増えると重くのでっとした便が出ます。排せつ後はきちんと確かめて、自分の健康をチェックしましょう。

健康的なうんちとは？

□黄色がかった茶色をしている
□発酵性の漬けもののような香りがする
□バナナ状の形をしている
□量は100～250g（目安）

Woman's Trouble
〈女性のトラブル〉

生理

生理中は、浄化することを第一に

アーユルヴェーダでは、生理を浄化のための自然現象だと考えます。体のサイクルとしてはヴァータが増え、風や空のエネルギーが強くなる時期。エネルギーのバランスを調えながら、生理期間中にきちんと浄化を完了させる必要があります。以下のポイントに注意しながら、生理期間を過ごしましょう。

①十分な休息をとる　仕事を少しセーブするなどして、風のエネルギーを鎮めて、ゆったりと過ごす。

②昼寝を控える　生理中は集中力が落ち、眠気がありますが、昼寝は体内の血液循環が悪くなるので、できるだけ我慢しましょう。

③運動を控える　激しい運動は控えて。ただし、15〜30分の軽い運動（散歩など）であればおすすめ。安定した運動は、ヴァータを鎮めます。

④初日は洗髪を控える　頭部に触れることでエネルギーの乱れが起こると考えられているため、初日はシャンプーを控えたほうが無難。また、入浴は経血を増やすので、2～3日目まではシャワーがおすすめです。
⑥ヴァータを鎮静させる食事を　冷たいものや揚げものは控え、軽くて温かい消化によいものをとる。甘味や塩味はヴァータを鎮めますが、過剰摂取はNGです。
⑦過剰な刺激を避ける　五感が敏感になるので、刺激的なものは避ける。
⑧意識を内側へ向ける　自分の体と心へと注意を向け、浄化に集中する。

おすすめしたい布ナプキン

生理中はスムーズに浄化をうながすことが重要なので、タンポンではなく、ナプキンを使用することをおすすめします。しかし、市販の使い捨てナプキンだと肌荒れを起こしてしまう場合もあるので、オーガニックコットンを使用した布ナプキンを使用すると、より快適に生理期間を過ごせるでしょう。

Woman's Trouble
女性のトラブル

更年期障害

女性ホルモンの減少が原因の更年期障害

閉経の前後約10年を「更年期」といい、その間に起こるほてり、イライラ、抑鬱といった心身のトラブルを更年期障害といいます。更年期の変化は誰にでも起こりますが、誰もが更年期障害になるとは限りません。

更年期障害は卵巣機能が低下し、女性ホルモン・エストロゲンが急激に減り、自律神経のコントロールがうまくいかなくなることが原因で起こります。体がホルモンの変化に慣れれば、いずれ症状はおさまりますが、症状が深刻な場合は受診することをおすすめします。

更年期障害の対処法

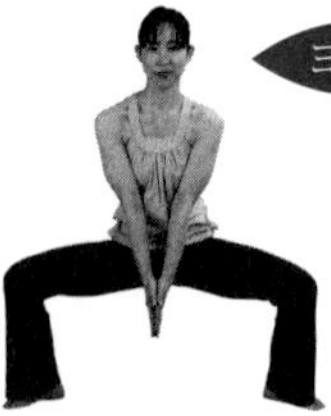

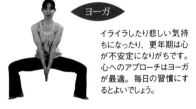

ヨーガ

イライラしたり悲しい気持ちになったり、更年期は心が不安定になりがちです。心へのアプローチはヨーガが最適。毎日の習慣にするとよいでしょう。

更年期障害の3つのタイプ

更年期はヴァータが増える時期です。そのため、肌が乾燥したり、便秘や下痢、脱毛が起こりやすくなります。また、ヴァータが過剰になることで、カパやピッタが増えることもあり、それぞれ更年期障害としてあらわれる症状が異なります。

①ヴァータ性更年期障害　不安が多く、気分が変わりやすい。不眠になりやすい。皮膚や粘膜の乾燥や、便秘や下痢なども起こりやすい。

②カパ性更年期障害　未消化物が蓄積する。いつも眠い。体重が増加し、コレステロールや中性脂肪も増えやすい。冷えやむくみが起こる。

③ピッタ性更年期障害　ほてりが起こる。イライラしがち。出血過多や皮膚病が起こりやすい。

セルフケアとしては、ヴァータをはじめ、増加したピッタやカパを鎮めることを重点的に。鎮静療法として、毎日オイルマッサージ（肩、腰、足など、筋肉がこっている部分を重点的に）を行うとよいでしょう。また、未消化物を溜めない食事を心がけるのも大切です。

Self Care

覚えておきたいキッチンファーマシー

インドでは、家庭でスパイスを常備し、台所でそれを調合します。
アーユルヴェーダ式「おばあちゃんの知恵」を少しご紹介しましょう。

自分でできる温熱療法

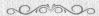

ショウガ湿布

ショウガを煮出したエキスをタオルにしみ込ませ、患部を温めるショウガ湿布。あらゆる痛みや、肩こり、水虫などにも効果があります。

①

ショウガ150gをおろしがねでおろし、木綿の袋に入れる。

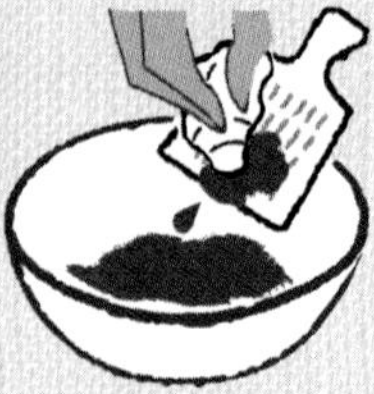

②

鍋に湯を沸かして70度くらいにし、①の袋を浸し、袋を振ってエキスがよく出るようにする。

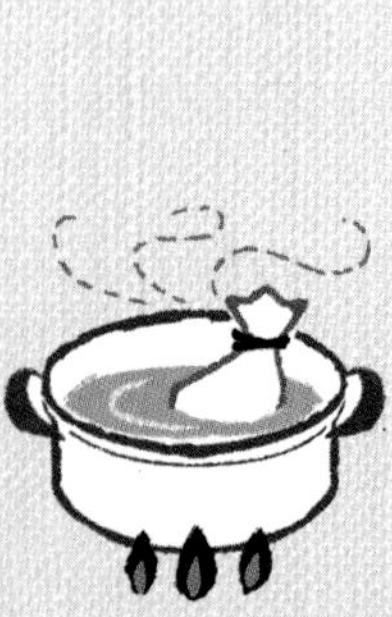

③

タオルを②につけ、端をもって軽く絞る。
患部の大きさに合わせ折りたたむ。

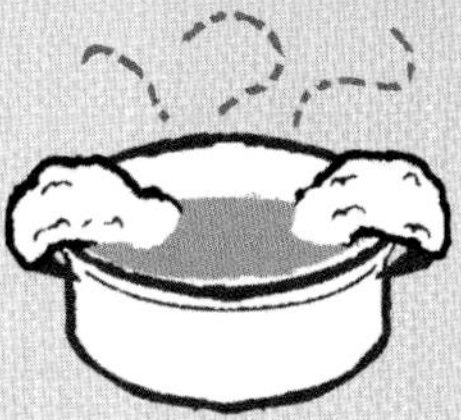

④

叩いて温度を調節し患部にのせ、上からバスタオル、布団をかけ、しばらく休む。

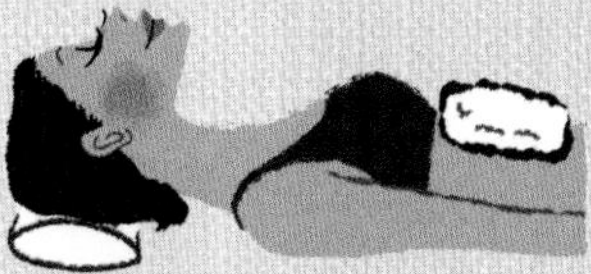

ショウガ油

すりおろしたショウガとゴマ油を混ぜ、患部につけるショウガ油。冷え性、頭痛、肩こり、神経痛などに効果があります。

① ショウガをすりおろしてショウガ汁を作り、同量のゴマ油と混ぜる。

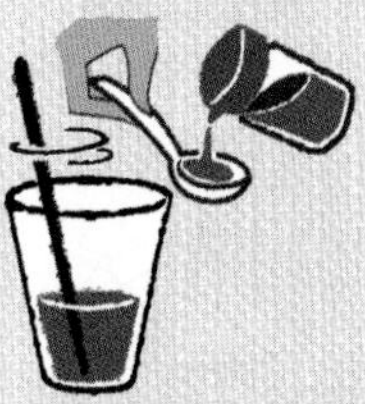

② ①を患部に塗り、すり込むようにマッサージをする。

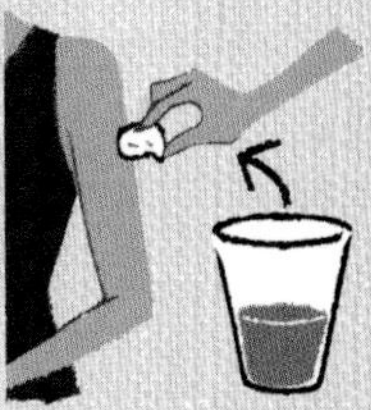

自分でできる消炎療法

ビワの葉エキス

ビワの葉をアルコールに浸けたビワの葉エキス。患部に塗る、飲用するなどの使用法があり、痛みや炎症、虚弱体質などに効果的です。

①

ビワの葉をキレイに洗い、水分をよく拭いて、2〜3cm幅に切る。

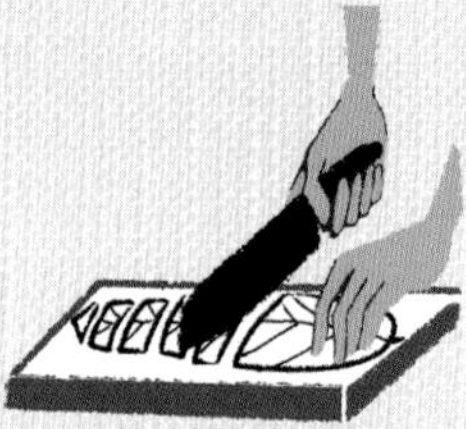

②

保存用のビンに①を入れ、薬用アルコールか焼酎などを注ぐ。3か月程度おいて、液が濃い緑色になったら完成。

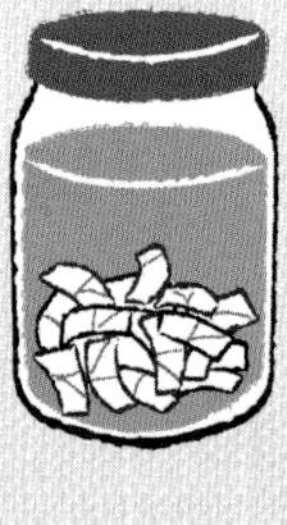

ビワの葉湿布

ビワの葉エキスをしみ込ませた温かいタオルを、患部にあてるビワの葉湿布。傷みや肌荒れ、水虫などに効果があります。

① 洗面器を用意し、60度くらいのお湯を入れ、ビワの葉エキスを大さじ1〜2程度入れる。

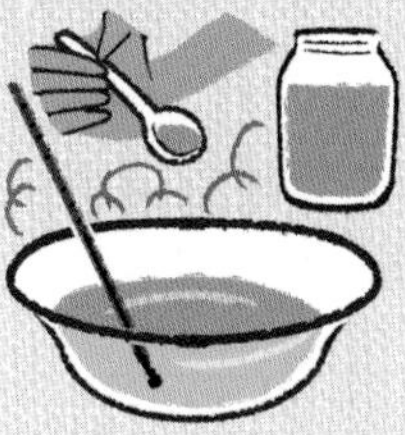

② ビワの葉エキスの原液を患部に塗る。

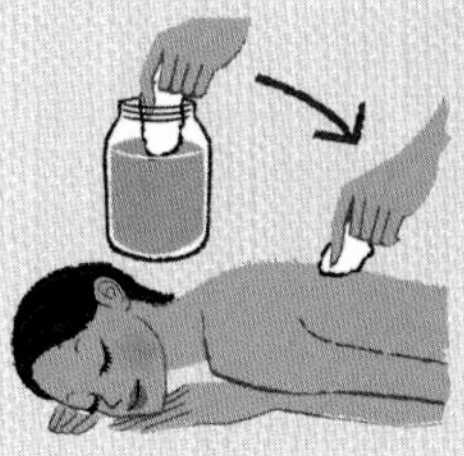

③ ①の中に、タオルをつける。

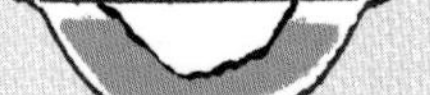

④ ③を軽く絞って、患部の大きさに合わせてたたんであて、患部を蒸す。

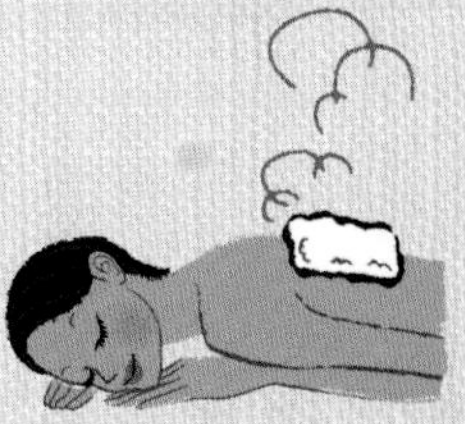

Column

アーユルヴェーダと女性の健康

アーユルヴェーダでは、女性の健康管理を重視しています。どのような点に気をつけるべきなのでしょう。

アーユルヴェーダで考える女性の健康管理

アーユルヴェーダの診療科にあたる産科学や強精法科には、女性の健康管理に関する理論があります。内容は妊娠中や生理中の注意点、性行為に関してなどで、今もこの教えが受け継がれています。

そこには、情緒が安定した子供を産むための教えもあります。例えばアーユルヴェーダでは、受精時の両親の状態が、子供の本質に影響すると考えられています。そのため、喫煙者の親からはヴァータ質のソワソワしやすい子供が産まれやすかったり、お酒をよく飲むピッタが過剰な親からは怒りっぽい子供が産まれやすいというのが定説。生理期間中のストレスや性的刺激を避けることも、子供を産むうえで重要だとされています。

そのほか、生理中の女性は不浄とされ、社会活動を制限されていたり、産後に炊事することを禁止する記述もあります。こういった考えは「女性蔑視にあたる」という意見もありますが、一方では「女性を大切にするインドの伝統的な考え方」という解釈もあるのです。

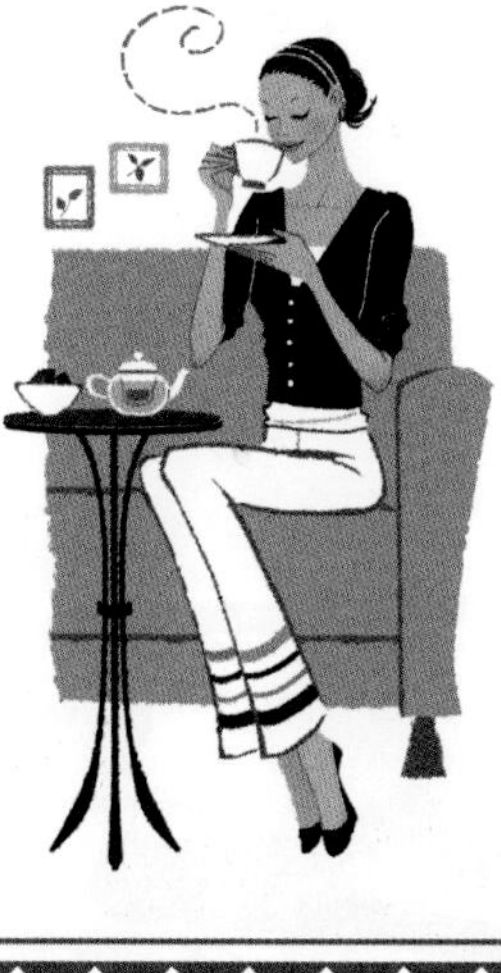

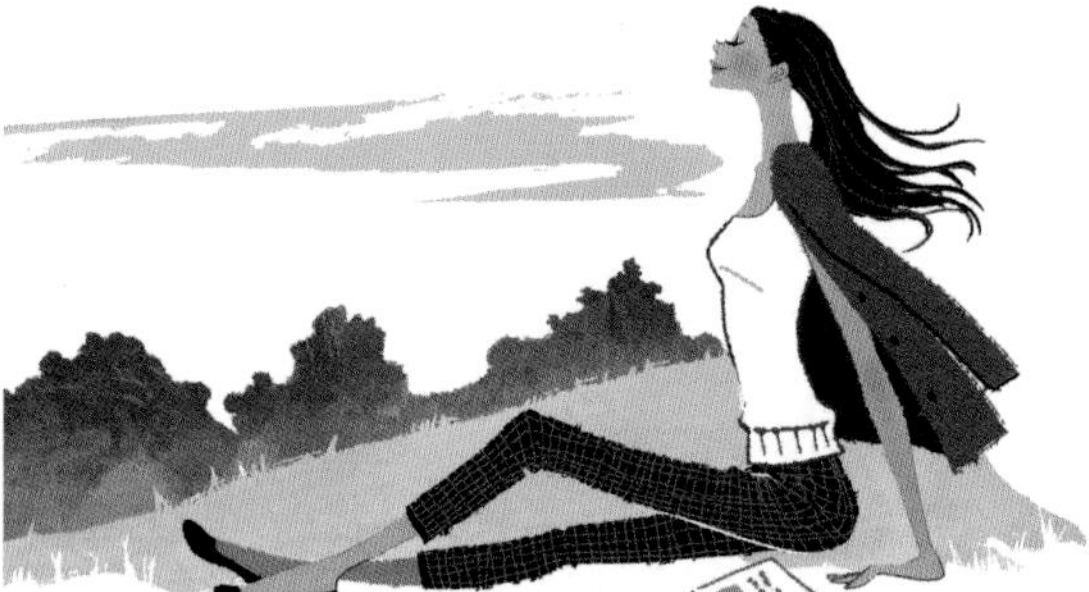

part ⑦

アーユルヴェーダの知識を深める

KNOWLEDGE

Knowledge

アーユルヴェーダの起源と定義

アーユルヴェーダの歴史に触れ、その奥深さを知りましょう。
「アーユルヴェーダ」という言葉にも、その特徴をあらわす大きな意味があります。

5000年前に古代インドで誕生

アーユルヴェーダとは、現存する伝統医学のなかでは最も古いといわれているインド伝統医学のこと。

その起源は、今から5000年前、古代インドの聖者、リシたちによって、病気に苦しむ人たちのために啓示されたことにさかのぼるともいわれています。そして、3500年前には、宇宙の法則や生き方の智恵などがヴェーダ文献(※)に記され、体系立てて記録されました。紀元前15世紀頃に著されたとされている『リク・ヴェーダ』のほか、『サーマ・ヴェーダ』、『ヤジュル・ヴェーダ』、『アタルヴァ・ヴェーダ』という計4つのヴェーダ文献の影響

※古代インドの哲学書。

を受け、生命に関する知識を集大成したものが、現在も実践されているアーユルヴェーダなのです。

アジア各国に広まりその地に浸透した

その後、アーユルヴェーダは、スリランカ、チベット、ペルシャ、中国、タイ、インドネシアなどのアジア各国に伝えられました。

タイ式マッサージは、一説では、アーユルヴェーダの名医であったお釈迦様の主治医が、インドからタイに伝えたといわれています。また、インドネシアの伝統薬であるハーブを調合したジャムウも、アーユルヴェーダの影響を受けたと推測されています。古代中国の白内障の手術は、インドの方法が伝えられて行われていたという説もあります。

このように、各種伝統医学はインドを中心として広まり、各地に浸透していったのです。

〝生き方の智恵〟を凝縮させた「科学」

「アーユルヴェーダ」という言葉は本来「生命の智恵」または「生命の科学」という意味をもっています。医学ではありますが、病気の治療だけを目的にしておらず、病気の予防、健康の維持・増進や若返りなど、トータルで健康体を目指す「科学」といえるでしょう。

アーユルヴェーダは、心と体の状態をやさしい言葉で説明し、一人ひとりに合った生活のコツを説いてくれます。また、時間帯や季節、年齢などによる心身の変化に沿った、対処の仕方を教えてくれます。アーユルヴェーダは、まさに〝生き方の智恵〟なのです。

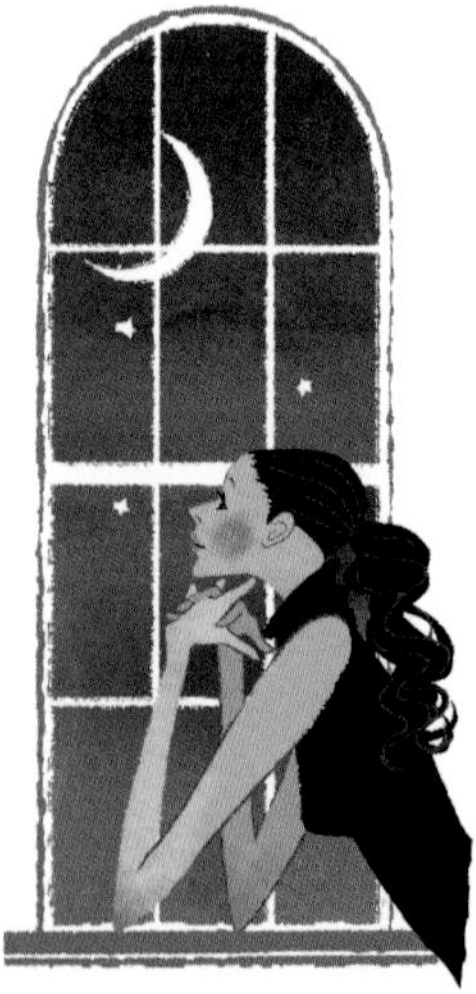

Column

日本でのアーユルヴェーダ治療

日本にアーユルヴェーダが伝わったのは、実は、紀元後6世紀の仏教伝来までさかのぼります。しかし、当時は漢方医学などが主流であり、あまり普及しませんでした。その後、長い年月を経て、1970年代に入ってから、次第に認識されるようになりました。

現在でも、日本においては西洋医学ほどの認知度はなく、国内で受けられるアーユルヴェーダの治療には、残念ながら保険がききません。アーユルヴェーダの治療を提供している医療機関は、数少ないのが現状です。

しかし、診療所と鍼灸院を併設し、アーユルヴェーダの治療と保険がきく治療の両方を統合医療として提供している医療機関もあります。そうした医療機関は日本の医療を先どりしたものとして注目されていて、アーユルヴェーダの治療と同時に、現代医療、漢方、鍼灸などを受けることができます。今後は統合医療の進んでいる欧米のように、日本でのアーユルヴェーダも、ほかの医療と一緒に受けられるように発展していくことでしょう。

医療機関のほかに、オイルマッサージなどが受けられるエステサロンも徐々に増えています。アーユルヴェーダの考えにのっとって美容と健康を目指す方法を、手軽に体験することができるでしょう。

「生命科学」の意味をもつアーユルヴェーダは今後日本で未病のうちの予防法として役立つことでしょう。

Knowledge

本場で実践されるアーユルヴェーダ

長い歴史の中でアーユルヴェーダが伝承されてきたインドとスリランカ。
それぞれの国におけるこれまでの流れと、現在の状況を見てみましょう。

インド ❁ *India*

紀元前から現代まで伝えられる治療法

哲学を原点として、紀元前から医学として伝えられてきたインドのアーユルヴェーダ。ブッダの主治医・ジーヴァカが行ったという記録も残されている、痔ろうの治療法・クシャラスートラは、現在でも肛門外科などで採用されています。

インドの医療を支える現在に至るまで

20世紀前半、イギリスの統治下では、医療としての役割を果たせず、衰退した歴史もあります。しかし、インド独立後は、再び研究や教育が推奨されるようになり、現在では150を超える医科大学や大学院が作られるまでに。西洋医学と並んで認知され、急性の場合は西洋医学、痛みの緩和にはアーユルヴェーダと、症状に合わせて自ら選ぶこともできます。現代のアーユルヴェーダは、インド人口の8割程度の医療を請け負っているといわれています。

Column

インドでおすすめの アーユルヴェーダ施設 「アシュタンガヴァイディアム」

アーユルヴェーダ施設の多い、南インドにある滞在型施設。狭すぎず、広すぎずの洗練された施設で、ゆったりと過ごすことができます。アーユルヴェーダコンサルタント、ライフスタイルプロモーター、医師が常駐し、伝統的な施術を受けられると好評です。

http://www.ayurvedam.co.in/（英語のみ）

スリランカ

Sri Lacka

古来の伝統療法と融合した独自のスタイル

インドと並び、医療としてのアーユルヴェーダが受け継がれてきたスリランカ。政府にはアーユルヴェーダ省がおかれ、信頼度の高い知的財産として根づいています。

スリランカには、インドからアーユルヴェーダが伝えられる以前から、「デーシャチキッサ」と呼ばれる伝統的な医療がありました。独自のハーブを使うこのスリランカ古来の医療と、アーユルヴェーダが融合することで、さらに発展したスタイルを確立。現在にまで伝えられてきています。

世界から注目されるアーユルヴェーダ国に

スリランカのアーユルヴェーダは今や、世界各国から注目されています。その理由のひとつは、スリランカが仏教国であること。慈悲深い仏教思想とともに発達したことから、優れたホスピタリティをもってアーユルヴェーダの施術が行われます。

　また、イギリスなどの支配下にあった歴史から、欧米の人々の保養所として、アーユルヴェーダの滞在施設が発展するようになりました。美しく衛生的な環境で、優れたサービスを提供しており、世界中の人々が訪れています。

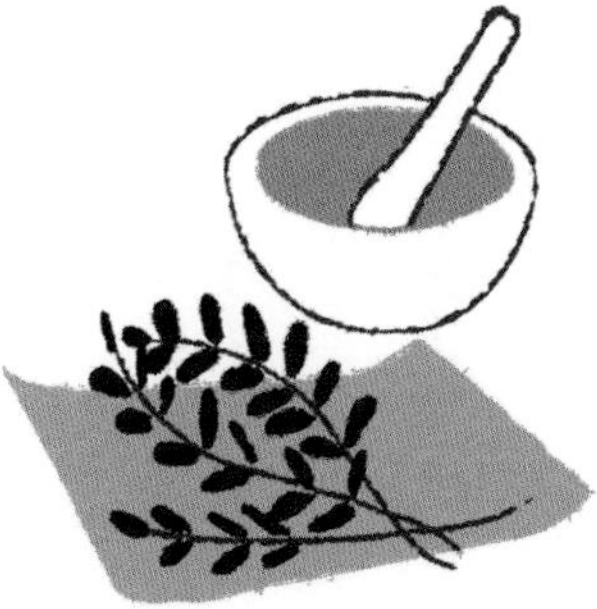

Column

スリランカでおすすめのアーユルヴェーダ施設「アーユピヤサ」

　ハーブやスパイスの名産地として知られる街・マータレーにある滞在型施設。常駐する医師の診断に基づき、的確なトリートメントや食事などが提供されます。都会の喧騒から離れ、緑に包まれた空間でアーユルヴェーダの醍醐味を体感することができます。
http://www.ayupiyasa.com/

Knowledge

プラクリティとドーシャ

アーユルヴェーダでは、人間には生まれつき変わらない本質があると考えます。
それはどのように決まるのでしょうか。

優勢な性質が本質(プラクリティ)に

アーユルヴェーダは、「個の医学」ともいわれています。それは、その人が生まれもった〝個人差〟を重視しているからです。その個人差は本質＝**プラクリティ**と呼ばれ、生涯変わらないとし、このバランスをとることが心身の健康に結びつくと考えられています。

プラクリティとは、地、水、火、風、空の5つのエネルギーの組み合わせから導き出される、ヴァータ(風・空)、ピッタ(火・水)、カパ(地・水)という性質＝**ドーシャ**(増えやすいという意味)のこと。この3種類をトリドーシャと呼びます。プラクリティがヴァータ、ピッタ、カパのうちひとつという単独タイプの人はまれで、組み合わせによって7～10タイプに分けられます。

プラクリティによってかかりやすい病気も変化

生まれもったプラクリティにはマイナス面もあり、ある一定の病気になりやすいと考えられています。これは現代医学の遺伝学の考え方に似ており、アーユルヴェーダでは、遥か昔からその考えをもち、各個人への治療に役立ててきました。

ヴァータが増え過ぎると高血圧、心臓などの循環器疾患、神経系疾患などにかかりやすいとされています。また、ピッタが増え過ぎると胃腸疾患、肝臓・胆臓疾患、消化器系や皮膚の疾患にかかりやすく、カパが増え過ぎると肺・気管支疾患、ぜんそくなどの呼吸器系疾患や、糖尿病、肥満などに、生まれつきかかりやすいとされています。

自分のプラクリティを考慮して生活する知恵

以上のような特性はプラクリティと呼びますが、生活や環境などにより、その人が本来もつプラクリティとは異なる形でドーシャが乱れる場合があります。これをヴィクリティ（過剰という意味・及び体調）と呼びます。

たとえば、風が強い日は誰しもヴァータ的になりますし、太陽が照りつける日は、火のエネルギーでピッタ的に、雨の日は、水の影響を受けカパ化します。同様に、食べものや生活の仕方からも影響を受けます。本来のドーシャがピッタであっても、雨の日(水)に、冷たいもの(水)を食べれば、カパ的になるのです。

自分のプラクリティを知った上で、環境や生活に影響された、そのときどきのヴィクリティ(体調)を考慮し、ドーシャのバランスを調えながら生活することが、アーユルヴェーダ的生活といえるでしょう。

Column

アーユルヴェーダの考えと
ゲノム医学の融合も近い!?

アーユルヴェーダのプラクリティの考え方は、実は、現代医学の遺伝学の単一遺伝子多型の概念と似ています。

近年の研究では、肥満や肺がん、高血圧などになりやすい人は、特定のSNPs（単一遺伝子多型）をもっていると報告されています。人間は生まれながら遺伝子によってかかりやすい病気があるということが、近年の遺伝子学では、かなりはっきりわかってきているのです。

この生まれながらに影響されるものが決まっているとする概念は、プラクリティの考え方と近いといえるでしょう。今後の研究によっては、ヴァータ、ピッタ、カパの本質を決めている遺伝子の配列が解明される日も近いのかもしれませんね。

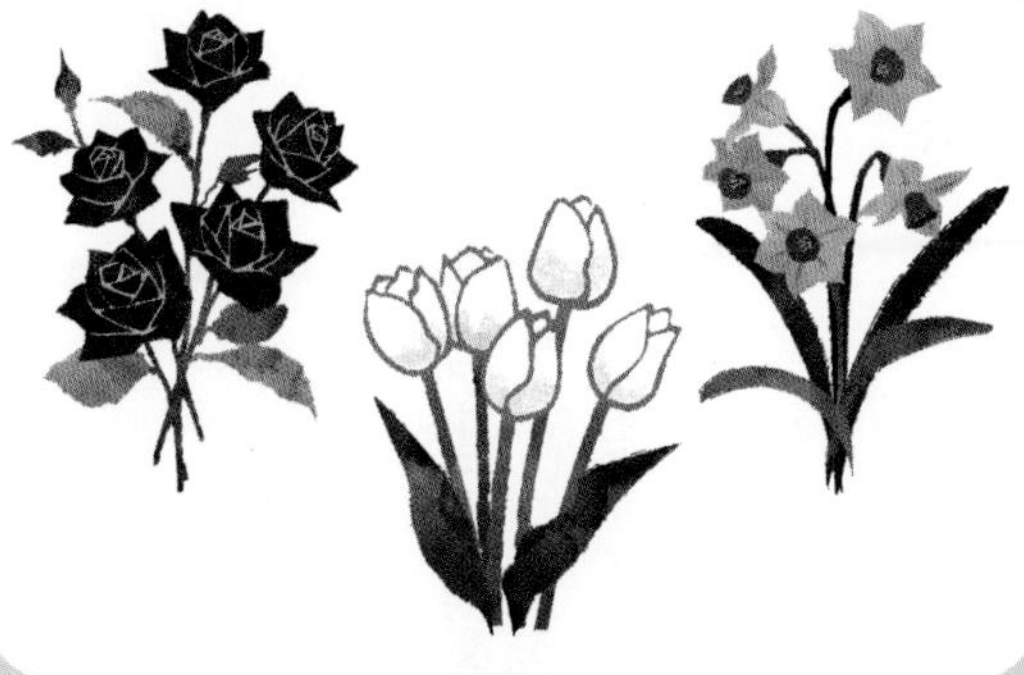

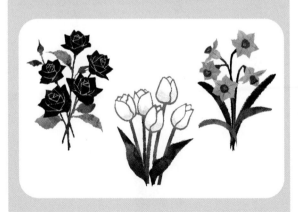

Knowledge

アーマとアグニ

アーユルヴェーダでは、病気をどう説いているのでしょうか。
その体内現象を知り、健康的な生活を目指しましょう。

アーマ(未消化物)の蓄積が病気となる

アーユルヴェーダでは、消化されずに体内に残ってしまった未消化物=**アーマ**が、病気の素になると考えます。アーマは粘着性が強く、体内の通路(スロータス)をふさいでしまうため、この経路が詰まることが、病気や老化の原因となります。未消化物を発生させないためにも、ヴァータ、ピッタ、カパの3つのドーシャのバランスをとることが大切になります。

どうしてアーマができてしまうのか?

では、エネルギーの移り変わりによって、体内ではどんな変化が起きているのでしょうか。ここでは木を例にとって説明していきます。

木が健やかに育つためには、ヴァータ、ピッタ、カパの各ドーシャのバランスが調う必要があり、すなわち、5つのエネルギーがバランスよく働いている必要があります。しっかりした土地(土)、ちょうどいい量の水(水)、適度な日の光(火)、ほどよい風(風)が吹く場所(空)がある状態です。

では、ドーシャのバランスが崩れた場合はどうなるのでしょう。空間に風(ヴァータ)が吹き過ぎれば、枝が折れたり、木そのものが倒れることもあります。太陽(ピッタ)が照りすぎても、木を枯らせます。また、水(カパ)が多過ぎれば根腐れし、大地もゆるんでしまうでしょう。

このように、多すぎてうまく作用せずに余ってしまうものがアーマ(未消化物)です。体内でもこの例と同様に、たとえば、ヴァータ性のものを食べ過ぎ、ヴァータ性の行いばかりをした場合、体内でヴァータが余ってしまいます。そして、余ったり、多すぎるドーシャが、アーマとなり、病気の素になるのです。

アグニが健康へのカギ

病気の素、アーマは、体内できちんと消化ができていれば発生しません。ですから、アーユルヴェーダでは、消化の火=**アグニ**(消化力)を重視します。

消化の火もエネルギーの影響を受け、強くなったり、弱くなったりします。季節では、冬にもっとも強まり、夏はもっとも弱まります。

アグニはまさに五元素の「火」のエネルギーです。たとえば、日本の夏は特に湿気があるため水のエネルギーの影響を強く受けます、そこで火に水が注がれ、消化の火が弱まるのです。火が消えてしまうと、当然消化不良が起こり、アーマ(未消化物)が増えます。また火が強ければいいのかというと、そうではなく、消化力が強過ぎて、胃酸が増え過ぎたり、下痢を引き起こしたりします。このように、エネルギーのバランスをとり、アグニを活性させることこそが、健康と病気の分かれ目なのです。

心にも体と同じ概念がある

体のアグニと同様に、心にもアグニがあるという考え方があります。

つまり、心がストレスを受け過ぎて煮え切らず、腑に落ちないことが多いと、心が消化不良に陥り、それがアーマとなり蓄積してしまうのです。アーマは、イライラしやすい、鬱っぽいなどの症状を引き起こすと考えられます。

Knowledge

「人」のとらえ方、パンチャコーシャ

人間は、体から魂まで5つの鞘でできていると考えられています。
アーユルヴェーダでとらえる、人間とは？

五鞘のバランスが人の体調を左右する

アーユルヴェーダには「人間は五鞘でできている」という考え方があります。肉体はいちばん外側にあり、内側に進むにしたがって、気や心、理性や魂が存在すると考えるのです（271ページの図を参照）。これを、パンチャ（5つの）、コーシャ（鞘　さや）と呼びます。単に肉体だけでなく、ホリスティック（全体的）な考えで人をとらえ、5つのバランスが調うことで、体調も精神状態もよく、イキイキとした日々を送ることができるとされます。

五鞘は体の内部の環境で、私たちの外にある環境と五鞘をつなぐものが五感です。たとえば、美しい色の花（視覚）、穏やかな音楽（聴覚）、心地よい香り（嗅覚）、おいしい食事（味覚）、やさしいタッチ（触覚）は、それを受けた人の肉体、呼吸、心を調え、四鞘の理知（意識）のくもりをとり、ひいては五鞘全体を調えます。五感の充実は、五鞘のバランスをとるための簡単なアプローチなのです。

正しく生きるため各鞘をクリアに

五鞘の外側から、肉体と気、心が生活習慣などでバランスを崩すと、第四鞘の理知が誤りを起こし、人は間違った選択をすると考えます。自分に合っていないことをよいと感じたり、人の道を踏み外してしまうのも、この理知の鞘が誤りを起こしているととらえられます。

自分のプラクリティに合ったものを五感からとりいれれば、五鞘全体が調い、第四鞘の理知が正しい判断をするため、常に自分に合ったものが選べるようになります。

プラクリティ（本質）やヴィクリティ（体調）に合わせた生活をし、五鞘を外側から順に調えていきましょう。

人体五層図

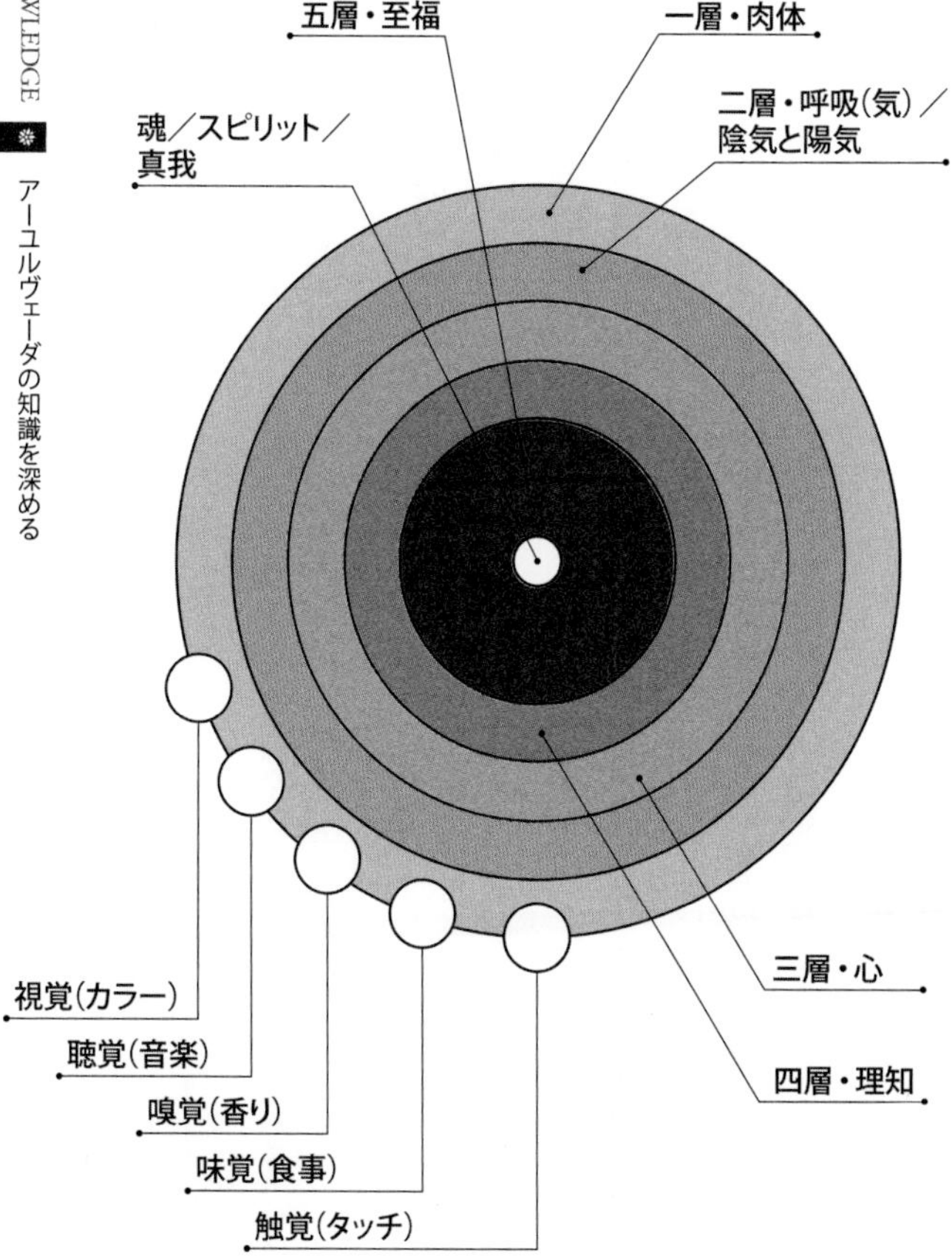
五層・至福
一層・肉体
二層・呼吸(気)／陰気と陽気
魂／スピリット／真我
三層・心
四層・理知
視覚(カラー)
聴覚(音楽)
嗅覚(香り)
味覚(食事)
触覚(タッチ)

Knowledge

予防医学としてのアーユルヴェーダ

アーユルヴェーダでは、病気になるまでの状態を細かく定義し、病気になるのを防ごうとします。健康増進のために、健康から病気へいたる過程を理解しましょう。

発症前の状態を4つに細分化している

西洋医学は、「病気でない」ことは健康であると考えます。いっぽう、中医学やチベット医学では、病気が発生する前の状態を「未病＝未だ病まざる状態」として定義し、病気になる前に手を打つことを説いています。これらの伝統的な医学には、病気が進行する前に対処する予防医学的な考えが、古くからありました。

アーユルヴェーダでは中医学でいう「未病」の状態をさらに、「蓄積」「増悪《ぞうお》」「播種《はんしゅ》」「極在化」の4つの段階に細分化して考えます。病気が発症するまでの過程を細かく観察しながら、悪化を防ぎ健康へと導こうとします。

病気は3つのドーシャのバランスが崩れることからはじまります。バランスが崩れると、増えたものが一定の部位に「蓄積」します。それが増え過ぎて「増悪」となり、局所的な症状を発生。さらに進展すると全身に散らばり(播種)、全身の弱い部分に溜まって「極在化」し最終的に発症します。

病気になる前に気づくことができる

アーユルヴェーダ的に見ると、慢性疾患は、もとをたどればドーシャのバランスが崩れたことにはじまり、長い時間をかけ蓄積すると考えられます。つまり、どんな重篤な病気も、それを防ぐ第一歩はエネルギーを感じて生活し、ドーシャのバランスを調えることに尽きます。

病気と健康の位置づけ

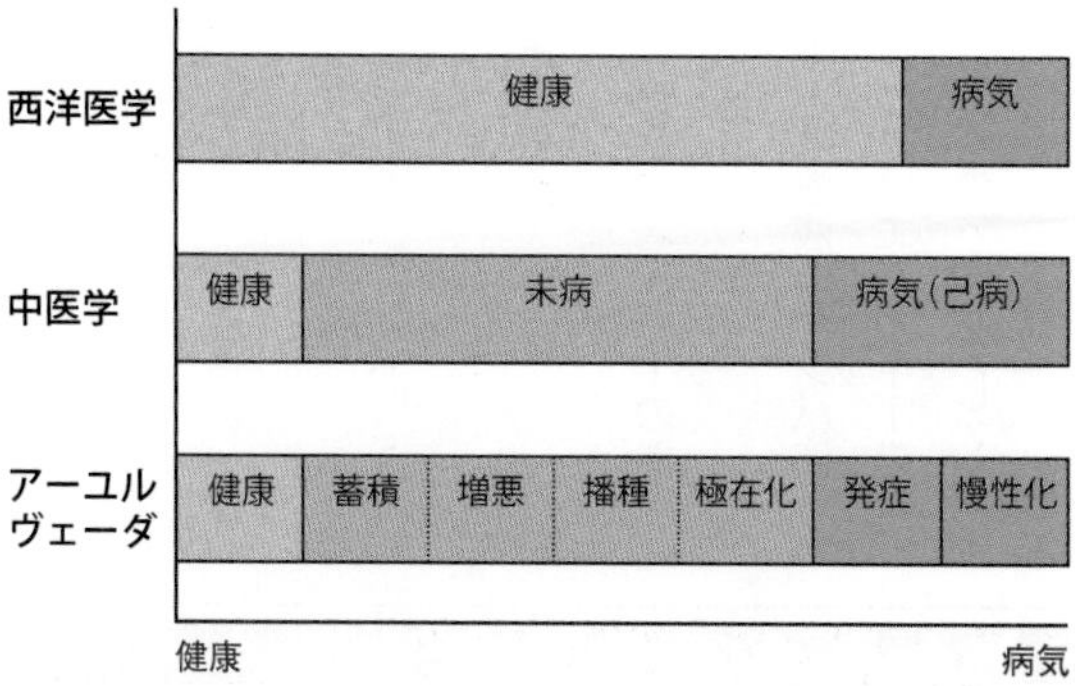

Column

心の不調とアーユルヴェーダ

心を動かすものは何なのか？
アーユルヴェーダではエネルギーに注目して考えます。

エネルギーのバランスが心身に影響を与える

アーユルヴェーダでは、心身の変化は、5つの自然エネルギーの働きによって起きていると考えます。

例えば、火のエネルギーは消化、風のエネルギーは血液やリンパ液を流すための原動力になります。このように、体内ではエネルギーの働きによって脈や呼吸などの生命活動が行われているのです。そして、心もまた、エネルギーによって制御されています。

食べものの性質と心の関係

心の状態は、環境などによってはもちろん、食べものによっても大きな影響を受けます。辛過ぎる食品は火の性質を高め、攻撃的で怒りっぽくさせます。また、保存食やレトルト食品は、地のエネルギーが強く、人を怠惰にさせてしまいます。

現代医学では、食べものに含まれる成分が脳や神経系に影響し、心に作用すると考えるように、アーユルヴェーダでも、食べもののもつエネルギーが、心の状態に影響することを説明しているのです。

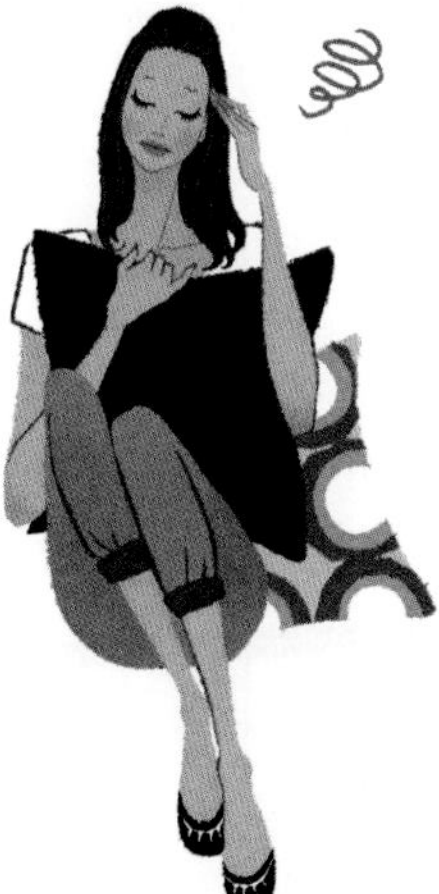

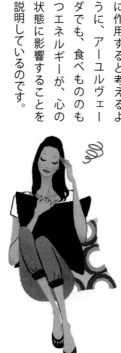

アーユルヴェーダの基礎用語集

アーユルヴェーダには、難しい専門用語がたくさん出てきます。本書ではその言葉をなるべく使わずに解説していますが、専門用語も知っておくと、内容を理解するために役立ちます。ここで学んでおきましょう。

【アグニ】

「火」という意味。体内で酵素の働きを担う、消化と代謝の作用のこと。本書では「消化の火」と表現しています。アグニは昼間が最も強いため、アーユルヴェーダでは三食のなかで昼食の量をもっとも多くします。アグニを高めるために、食事30分前にショウガの薄切りを食べるとよいでしょう。また、心にもアグニが作用し、ものごとを把握させます。

【アーサナ】

ヨーガで行う、体を整える調身のポーズのこと。アーサナは、山、木、犬など自然界のさまざまな形をまねて、心と体のバランスをはかるものです。体の柔軟性などに重きをおくのではなく、自分の心を解放させることが大切です。

【アヴィヤンガ】

オイルを塗布し、2人の施術者が、シンメトリーな動きで行うマッサージ。オイルを使うマッサージは、消化力の増進や発毛の促進など若返りの効果があるといわれています。そのほか、疲労、耳や口の疾患、頭痛、女性生殖器の疾患、骨折、脱臼、火傷、外傷など、ヴァータを調える効果があります。

【アーマ】

「未熟」という意味で、体内のバランスが崩れると発生する、未消化物、老廃物のことをいいます。食べものは一度消化が進まなくなると未消化物になり、体にとって毒となります。肉体的なアーマだけではなく、精神的なアーマもあり、メンタル・アーマと呼ばれます。ためこんでしまうと、鬱病など心の病気を引き起こす原因となります。

【ヴァータ】

体を支える3つの性質のひとつで、五元素の「風」と「空」からできています。物を動かす作用をもっている「風」や「空」は、体内では胃腸の運動や、筋肉の運動や循環、排泄を担っています。

【ヴィクリティ】

「過剰」という意味で、3つの性質のバランスが乱れること＝過剰になっている状態を指します。過剰になった部分は、病的症状が出る原因となります。アーユルヴェーダではそれをなくし、バランスをとるような生活を心がけます。本書では「体調」と表現しています。

【オージャス】

活力素のこと。西洋医学の免疫力に近い概念です。オージャスが多いと生き生きして、肌にツヤが出て、澄んだ声になります。

【カパ】

体を支える3つの性質のひとつで、五元素の「地」と「水」からできています。物をつなぎ合わせ、落ち着かせる作用をもつ「地」と「水」は、体内で筋肉や骨などの構造の維持、免疫機能、水分の代謝などを担っています。

【ガルシャナ】

いわゆる乾布摩擦のこと。絹の手袋などの肌に優しい天然素材の布で、勢いよく直線的に肌をこすって体を温めるマッサージ法です。カパの冷たさと湿り気がとり除かれ、カパのエネルギーを鎮める効果があるため、カパタイプの人にすすめられます。

ギーの作り方

①無塩バターを鍋に入れ、弱火にかける。

②焦げないように注意しながらバターを溶かし、溶けたら中火にする。温度が100〜110℃くらいで細かい泡が出てくる。

③さらに加熱し、110〜115℃になると泡が大きくなる。

④続けて加熱し、120℃くらいになると大きな泡に小さな泡が混じり、色が黄金色になる。

⑤すぐに火を止め、ペーパータオルなどでこし、保存瓶に入れる。冷蔵庫で保管し、6か月程度を目安に使いきる。

【ギー】

精製バターのこと。摂取し過ぎてもコレステロールが上がらず、万能的な薬効があるとされます。神様の使いである牛から分泌されるため、インドでは霊的にも大切な油とされています。無塩バターを加熱して手作りすることができ、塩分が少ないので日持ちします。

【グナ】

属性という意味で、宇宙に存在する「軽、熱、乾燥、鋭、動、硬、純、荒、粗、液」という10組、それぞれの反対の質をふくめ、合計20種の属性のことを指します。アーユルヴェーダでは、心にもサットヴァ、ラジャス、タマスという3つの質があると考えられ、トリグナと呼ばれています。

【サットヴァ】

心の属性のひとつで、純粋性のこと。愛情や優しさ、正しい知性をもたらすため、健康の基礎となります。心がサットヴァで満ちると心が純粋な状態になり、3つの性質のバランスがよくなります。また、オージャス（活力素）も増やすことができます。

【シローダーラー】

額に39～40℃のオイルを垂らす治療法。これを20～30分行うと、一種の瞑想状態を体験できます。非常に気持ちがよく、頭痛などの不快症状や心の浄化に効果があります。パンチャカルマ（5つの治療法）の前処置のひとつとして有名です。

【スロータス】

消化管などの体内の通路のこと。未消化物が溜まるとこれらの通路を塞いでしまい、病気の原因になってしまいます。アーユルヴェーダでは、これらの通路の流れを改善し、それを保つことが健康につながると考えられています。

【タマス】

心の属性のひとつで、惰性という意味をもちます。タマスが増えると心が動かなくなるため、やる気や気力がなくなってしまい、カパが増えます。増えすぎると鬱になることも。保存食品やレトルト食品はタマスを増やしてしまうため、注意しましょう。

【チャクラ】

エネルギーセンターのこと。サンスクリット語で「光の輪」「回転する渦」と言う意味。エネルギーが渦を巻きながら出たり入ったりするため、こう呼ばれています。生命エネルギーの特殊なセンターで、脊髄の中に位置します。主要なのは7つですが、202個あるともされています。

【ディヤーナ】

ヨーガで行う、心を調える瞑想法のこと。ヨーガの聖典には、「心の働きを止滅させること」と定義されていて、ヨーガのポーズも、このディヤーナを行うためのひとつの方法です。「禅」の語源ともいわれています。

【ドーシャ】

物質や現象の背後で働き、脈や呼吸、心を制御している性質の総称で、「増えやすい」という意味をもっています。アーユルヴェーダでは、心身の動きが時間、季節、年齢、個人差などによって変動する理由は、この性質のバランスにあると考えます。ドーシャのバランスをとることは、健康への第一歩です。

【トリグナ】

心を左右するサットヴァ、ラジャス、タマスという3つの属性の総称。アーユルヴェーダでは、これらが3つの性質（トリドーシャ）と密接に関係し、体と心が深い関係にあることを説いています。また、食べものもこのトリグナに影響を与えるとも考えられています。

【トリドーシャ】

体を支えるヴァータ、ピッタ、カパという3つの性質の総称。「同じ性質のものが同じ性質のものを増やす」というルールのもと、ラジャスが増加するとヴァータとピッタが、タマスが増加するとカパが増加します。

【パンチャカルマ】

心身にたまった未消化物を浄化するアーユルヴェーダの治療法。病気の予防や治療、健康増進を目的に行います。油を染み込ませるオイルマッサージ、シローダーラーなどを行う前処置、経鼻法や浣腸法などを行う中心処置、食事を控えめにし、安静を心がける後処置の3段階があります。

【ピッタ】

体を支える3つの性質のひとつで、五元素の「火」と「水」からできています。物を燃やして変換させる働きをもっている「火」は、体内では胃腸での消化、体内での代謝、産熱を担い、「水」はその火の強さをコントロールする働きを担っています。

【プラーナ】

「気」の意味。自然界にある目には見えないエネルギーを指し、中国の「気」、ハワイの「マナ」、ギリシャの「プネウマ」と同じ概念です。

【プラーナヤーマ】

自然界の太陽のような活動的な陽の気（プラーナ）と、月のような静かな陰の気のバランスをコントロールするためのもの。これを行うことによって、プラーナを体内にとり入れ、体内の毒素を吐き出すことができます。心を落ち着かせ、集中力を高めるなどの効果があります。

【プラクリティ】

「本質」及び、生まれもった3つの性質のバランスによって導き出される体質のこと。プラクリティは生涯変わらないとされますが、現代では環境を含むライフスタイルの影響で、本来のプラクリティのよさを発揮できない人が増えています。

【マラ】

体の排泄器官が作り出す汗、尿、便、爪、髪などの生理的な老廃物。これらは、腎臓や膀胱から排泄される泌尿器官、大腸の先端から肛門で終わる排便器官、汗腺による汗の生成と排泄が行われる発汗器官の3つの主要経路から排泄されます。

【マルマ】

ツボのこと。体表面に位置し、大きさは中国のツボより大きいとされています。急所でもありますが、このマルマに刺激を与えることで、生命エネルギーを健康へと導きます。たとえば、シローダーラーは額のスタパニーマルマへの刺激です。

【脈診】

脈は健康状態を示しているため、アーユルヴェーダでは脈を診て体をチェックします。女性は左手、男性は右手の脈をみます。薬指でカパ、中指でピッタ、人差し指でヴァータの情報がわかり、プラクリティもヴィクリティも脈でみることができるとされています。

【ヨーガ】

古代インド発祥の修行法。「つながる」という意味をもちます。体を整えるアーサナ、呼吸を整えるプラーナヤーマ、心を整えるディヤーナの3つからなります。3つのプロセスを同時に行うと、心と体、右脳と左脳、意識と無意識など相対するものをつなげます。

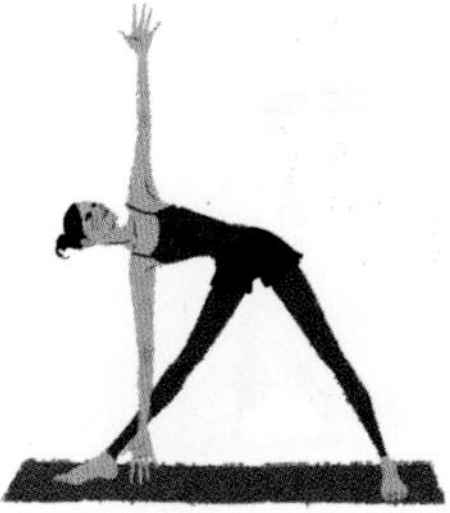

【ラサ】

体内の7つの組織要素の始発点で、食べものが消化されてできる血しょうのこと。これが血液に変換され、さらには筋肉や脂肪、骨組織、神経、生殖器官となります。これらが、最終的には活力素になるのです。

【ラジャス】

心の性質のひとつで、動性や激質の意味。ラジャスが増えると願望や欲求が増える特徴をもっています。増えすぎると、注意力が散漫になったり、躁状態になったりすることも。また、ヴァータとピッタも増えます。激辛食品や肉類、にんにく、玉ねぎなどはラジャスに含んでいるので注意しましょう。

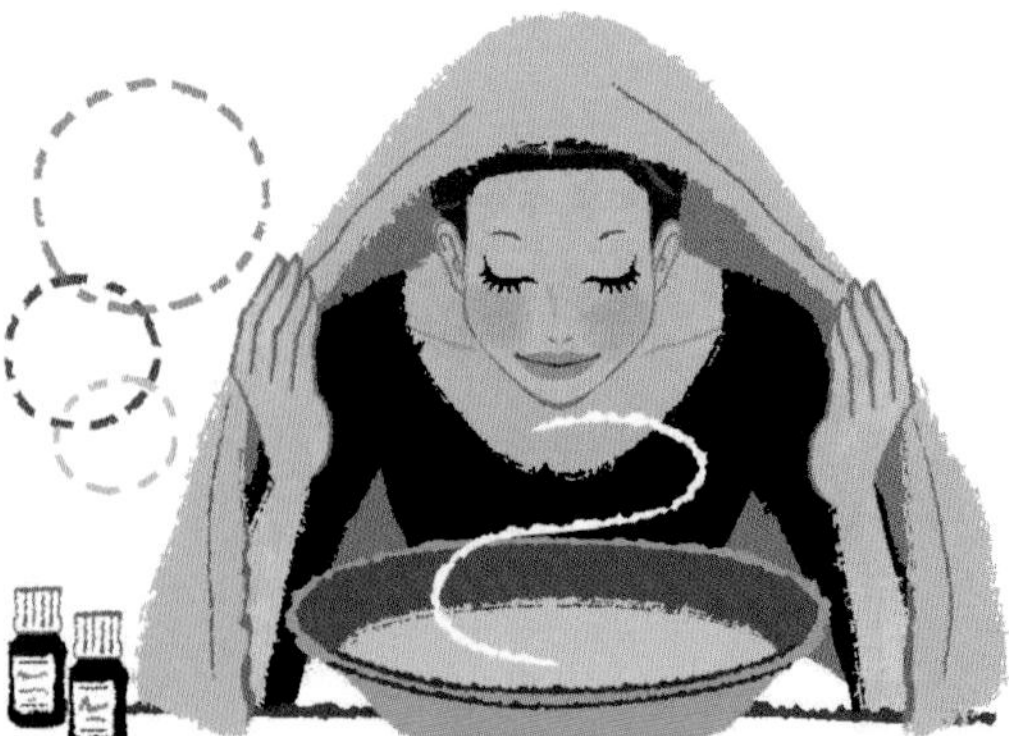

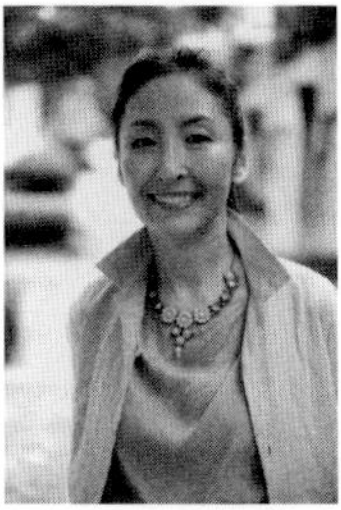

著者

西川眞知子（にしかわ まちこ）

※日本ナチュラルヒーリングセンター〈(株) ゼロサイト〉代表
※一般社団法人日本パステルシャインアート協会副代表
※日本アーユルヴェーダ学会評議員
※NPO 日本アーユルヴェーダ協会理事
※西川眞知子ライフデザイン研究所所長

アーユルヴェーダ体質別健康美容法と独自の簡単生活習慣改善プログラムを構築し、講演、セミナーおよび健康美容のコンサルティングや商品を多く手がける。共著および著書に『インドの生命科学　アーユルヴェーダ』（農山漁村文化協会）、『アーユルヴェーダ実戦 BOOK』（主婦の友社）、『ヨガのポーズの意味と理論がわかる本』（小社）など著書 30 冊以上。
https://www.jnhc.co.jp

STAFF

写真	中島聡美
イラスト	藤田美穂
デザイン	島村千代子
モデル	窪田多恵子
執筆協力	西門和美、小久保よしの
編集	株式会社スリーシーズン
企画	成田晴香

マイナビ文庫

やさしくわかる
アーユルヴェーダの教科書

2021年2月20日　初版第1刷発行

著　者　　西川眞知子
発行者　　滝口直樹
発行所　　株式会社マイナビ出版
〒101-0003 東京都千代田区一ツ橋2-6-3 一ツ橋ビル2F
TEL 0480-38-6872（注文専用ダイヤル）
TEL 03-3556-2731（販売）／ TEL 03-3556-2735（編集）
E-mail pc-books@mynavi.jp
URL https://book.mynavi.jp

カバーデザイン　米谷テツヤ（PASS）
DTP　田辺一美
印刷・製本　図書印刷株式会社

ISBN978-4-8399-7585-2
Printed in Japan

MYNAVI **BUNKO**

心と体の不調を改善する
アロマ&ハーブセラピー手帖

橋口玲子 著

アロマセラピーやハーブを取り入れた診療を実際に行っている緑陰診療所の橋口玲子医師による監修のもと、精油とハーブを使った手軽で効果的なセルフケアの方法を解説します。
風邪、頭痛、便秘、アレルギー、月経トラブルといった身体の不調からストレス、イライラ、疲労感、不眠といったメンタルの不調まで日常生活で起こりやすい症状別に、不調が起こる原因をしっかり解説し、各症状に役立つ精油やハーブを紹介します。

定価　本体880円+税

MYNAVI BUNKO

1日10分で美ボディ改革
リンパマッサージハンドブック

渡辺佳子 著

本書は、からだの滞りをリセットして全身のめぐりをよくする「経絡リンパマッサージ」を完全網羅した一冊です。お尻や太ももはもちろん、おなかや顔まわりなど気になる部位別にボディラインを美しくするマッサージ法を写真でわかりやすく伝授します。また、毎日のバスタイムを活用したお風呂でのセルフケアも紹介。コンパクトな文庫サイズなので、自宅で手軽に実践できます。毎日の習慣にすれば、誰でもからだを変えられます！ぜひ、経絡リンパマッサージで健康と美しさを手に入れてください。

定価　本体980円＋税